中医歌诀白话解丛书

濒湖脉学白话解

第 5 版

北京中医药大学

刘文龙　刘兴仁　张保春　编　著

U0390931

人民卫生出版社

图书在版编目（CIP）数据

濒湖脉学白话解 / 刘文龙等编著 . —5 版 . —北京：
人民卫生出版社，2013
（中医歌诀白话解丛书）
ISBN 978-7-117-17157-1

I. ①濒… II. ①刘… III. ①脉学 – 译文 – 中国 –
明代 IV. ①R241.1

中国版本图书馆 CIP 数据核字（2013）第 061386 号

人卫社官网	www.pmph.com	出版物查询，在线购书
人卫医学网	www.ipmph.com	医学考试辅导，医学数
		据库服务，医学教育资
		源，大众健康资讯

中医歌诀白话解丛书
濒湖脉学白话解
第 5 版

编　　著：刘文龙　刘兴仁　张保春
出版发行：人民卫生出版社（中继线 010-59780011）
地　　址：北京市朝阳区潘家园南里 19 号
邮　　编：100021
E - mail：pmph @ pmph.com
购书热线：010-59787592　010-59787584　010-65264830
印　　刷：廊坊十环印刷有限公司
经　　销：新华书店
开　　本：850×1168　1/32　印张：4
字　　数：119 千字
版　　次：1961 年 9 月第 1 版　　2013 年 6 月第 5 版
　　　　　2025 年 3 月第 5 版第 20 次印刷（总第 62 次印刷）
标准书号：ISBN 978-7-117-17157-1/R·17158
定　　价：12.00 元
打击盗版举报电话：010-59787491　E-mail：WQ @ pmph.com
（凡属印装质量问题请与本社市场营销中心联系退换）

李時珍曰宋有俗子杜撰脈訣鄙陋紕繆醫學習

誦以爲權輿逮緊頒白脈理竟眛戴同父常刊其

誤先考月池翁著四診發明八卷皆精詣奧室淺

學未能窺造玹因撮粹顝華僭撰此書以便習讀

爲脈指南世之醫病兩家咸以脈爲首務不知脈

乃四診之末謂之巧者爾上士欲會其全非僃四

診不可　明嘉靖甲子上元日謹書于瀕湖邁所

第 5 版前言

中医切脉诊病，自《内经》有论以来，至少也有两千多年的历史了。由于脉诊确有其独到之处，故为历代医家所推崇和运用。脉诊，对初学者来说，的确是一种难以掌握的诊法。明·李时珍所著《濒湖脉学》，就是帮助初习诊脉者做到"在心易了"的良师益友，不妨一读。

李时珍（1518—1593年），字东璧，号濒湖，蕲州（今湖北蕲春）人。李时珍与其巨著《本草纲目》共驰名古今中外，为明代杰出的中医药学家和科学家。《濒湖脉学》亦其力作之一，撰于1564年（明·嘉靖43年）。全书由两部分组成，前一部分无总标题，直接分论浮、沉、迟、数等27脉之脉象、主病及相似脉的鉴别等；后一部分有标题，为"四言举要"，系其父李言闻（字子郁，号月池）据宋代崔嘉彦《脉诀》删补而成。

全书以歌诀体裁编写，语言简明，比喻生动，论脉简要，易于诵记，便于应用，较全面地叙述了脉诊的有关内容，是一部较好的启蒙性、普及性脉学专著。为后世医家所推崇，故流传甚广。

20世纪60年代，北京中医学院中医基础教研室曾编写《濒湖脉学白话解》一书，深受广大读者欢迎，曾多次印刷，为普及中医脉诊知识，起到了积极的作用。随着时代的发展，为不断满足现代读者的需求，适应新形势下的新要求，我们对该书进行了2版、3版、4版的修订。

本次修订，在全书结构和编写体例方面，仍按4版所定执行，不再变动。即全书分两部分。前一部分为"濒湖脉学歌诀辑录"，是以《四库全书》所收《濒湖脉学》为底本，将李时珍"七言脉诀"放于首，李言闻删补宋·崔嘉彦《脉诀》而成的"四言举要"放于后，恢复了原著原貌。使读者能得到一部完整的《濒湖脉学》原著。后一部分为"濒湖脉学白话解"分设了【原文】、【提要】、【注释】、【语译】、【参考】五个栏目。【原文】：即原文照录，其中加（）者，为原著正文之注。【提要】：扼要指出本段原文要点，以便读者掌握原文精神。【注释】：将正文中的疑难字、词、句，予以解释，力求准确、易懂，余或注音，或释义，或进行必要的校勘。正文中作者原注，则不予注解，由学者自识。【语译】：用通俗、易懂、简明的白话文，忠实地译释原文。【参考】：将语译里未能包括的与脉学有关的内容予以阐述，或引申文义，或对有异议的问题予以评议析疑，或发皇古义，或介绍新知，或陈述编者学习心得，或言临证体验等，意在深挖拓宽脉学的内容，利于读者深入学习。

本次修订主要做了以下工作：

1. 在4版的基础上，再次认真核对了《濒湖脉学》原文，以确保"辑录"与"白话解"中原文均无误。只有原文核对准确，才能更好地进行白话解。

2. 对全书的文字及标点进行全面修正。

3. 对白话解中【提要】、【注释】、【语译】等项内容进行修改增删。对原版中文意不明或解释不妥之处，进行修改或增补；对原版冗长或错误文字进行删改。

总之，本次修订本着对中医学术负责，对读者负责，对出版者负责的态度，尽心尽力，认真严谨地完成了5版的修订工作，力求尽善尽美。然而，限于编者的中医学术水平和临床经验，不足之处必不可免，更恳望广大读者予以直言批评指正，以利再版修订提高。

刘文龙谨识

2013年3月

《濒湖脉学》序

李时珍曰：宋有俗子，杜撰《脉诀》，鄙陋纰缪，医学习诵，以为权舆，逮臻颁白，脉理竟昧。戴同父常刊其误。先考月池翁，著《四诊发明》八卷，皆精诣奥室，浅学未能窥造。珍，因撮粹撷华，借撰此书，以便习读，为脉指南。世之医、病两家，咸以脉为首务，不知脉乃四诊之末，谓之巧者尔。上士欲会其全，非备四诊不可！

明·嘉靖甲子上元日，谨书于濒湖迈所

目　录

《濒湖脉学》歌诀辑录

一、七言脉诀

浮（阳）

浮脉，举之有余，按之不足（《脉经》）。如微风吹鸟背上毛，厌厌聂聂（轻汎貌），如循榆荚（《素问》）。如水漂木（崔氏）。如捻葱叶（黎氏）。

（浮脉法天，有轻清在上之象。在卦为乾，在时为秋，在人为肺，又谓之毛。太过则中坚旁虚，如循鸡羽，病在外也。不及则气来毛微，病在中也。《脉诀》言：寻之如太过，乃浮兼洪紧之象，非浮脉也。）

【体状诗】浮脉惟从肉上行，如循榆荚似毛轻。三秋得令知无恙，久病逢之却可惊。

【相类诗】浮如木在水中浮，浮大中空乃是芤。拍拍而浮是洪脉，来时虽盛去悠悠。

浮脉轻平似捻葱，虚来迟大豁然空。浮而柔细方为濡，散似杨花无定踪。

（浮而有力为洪，浮而迟大为虚，虚甚为散，浮而无力为芤，浮而柔细为濡。）

【主病诗】浮脉为阳表病居，迟风数热紧寒拘。浮而有力多风热，无力而浮是血虚。

寸浮头痛眩生风，或有风痰聚在胸。关上土衰兼木旺，尺中溲便不流通。

（浮脉主表，有力表实，无力表虚，浮迟中风，浮数风热，浮紧风寒，浮缓风湿，浮虚伤暑，浮芤失血，浮洪虚热，浮散劳极。）

沉（阴）

沉脉，重手按至筋骨乃得（《脉经》）。如绵裹砂，内刚外柔（杨氏）。如石投水，必极其底。

（沉脉法地，有渊泉在下之象，在卦为坎，在时为冬，在人为肾。又谓之石，亦曰营。太过则如弹石，按之益坚，病在外也。不及则气来虚微，去如数者，病在中也。《脉诀》言缓度三关，状如烂绵者，非也。沉有缓数及各部之沉，烂绵乃弱脉，非沉也。）

【体状诗】 水行润下脉来沉，筋骨之间软滑匀。女子寸兮男子尺，四时如此号为平。

【相类诗】 沉帮筋骨自调匀，伏则推筋着骨寻。沉细如绵真弱脉，弦长实大是牢形。

（沉行筋间，伏行骨上，牢大有力，弱细无力。）

【主病诗】 沉潜水蓄阴经病，数热迟寒滑有痰。无力而沉虚与气，沉而有力积并寒。

寸沉痰郁水停胸，关主中寒痛不通。尺部浊遗并泄痢，肾虚腰及下元痈。

（沉脉主里，有力里实，无力里虚。沉则为气，又主水蓄，沉迟痼冷，沉数内热，沉滑痰食，沉涩气郁，沉弱寒热，沉缓寒湿，沉紧冷痛，沉牢冷积。）

迟（阴）

迟脉，一息三至，去来极慢（《脉经》）。

（迟为阳不胜阴，故脉来不及。《脉诀》言：重手乃得，是有沉无浮。一息三至，甚为易见。而曰隐隐、曰状且难，是涩脉矣，其谬可知。）

【体状诗】 迟来一息至惟三，阳不胜阴气血寒。但把浮沉分表里，消阴须益火之原。

【相类诗】 脉来三至号为迟，小驶于迟作缓持。迟细而难知是涩，浮而迟大以虚推。

（三至为迟，有力为缓，无力为涩，有止为结，迟甚为败，浮大而软为虚。黎氏曰：迟小而实，缓大而慢；迟为阴盛阳衰，缓为卫盛营弱，宜别之。）

【主病诗】 迟司脏病或多痰，沉痼癥瘕仔细看。有力而迟为冷痛，迟而无力定虚寒。

寸迟必是上焦寒，关主中寒痛不堪。尺是肾虚腰脚重，溲便不禁疝牵丸。

（迟脉主脏，有力冷痛，无力虚寒。浮迟表寒，沉迟里寒。）

数（阳）

数脉，一息六至（《脉经》）。脉流而薄疾（《素问》）。

（数为阴不胜阳，故脉来太过。浮、沉、迟、数，脉之纲领。《素问》《脉经》皆为正脉。《脉诀》立七表、八里，而遗数脉，止谓于心脏，其妄甚矣。）

【体状诗】 数脉息间常六至，阴微阳盛必狂烦。浮沉表里分虚实，惟有儿童作吉看。

【相类诗】 数比平人多一至，紧来如索似弹绳。数而时止名为促，数见关中动脉形。

（数而弦急为紧，流利为滑，数而有止为促，数甚为极，数见关中为动。）

【主病诗】 数脉为阳热可知，只将君相火来医。实宜凉泻虚温补，肺病秋深却畏之。

寸数咽喉口舌疮，吐红咳嗽肺生疡。当关胃火并肝火，尺属滋阴降火汤。

（数脉主腑，有力实火，无力虚火。浮数表热，沉数里热，气口数实肺痈，数虚肺痿。）

滑（阳中阴）

滑脉，往来前却，流利展转，替替然如珠之应指（《脉经》）。漉漉如欲脱。

（滑为阴气有余，故脉来流利展转。脉者，血之府也。血盛则脉滑，故肾脉宜之；气盛则脉涩，故肺脉宜之。《脉诀》云：按之即伏，三关如珠，不进不退，是不分浮滑、沉滑、尺寸之滑也，今正之。）

【体状相类诗】 滑脉如珠替替然，往来流利却还前。莫将滑数为同类，数脉惟看至数间。

（滑则如珠，数则六至。）

【主病诗】 滑脉为阳元气衰，痰生百病食生灾。上为吐逆下蓄血，女脉调时定有胎。

寸滑膈痰生呕吐，吞酸舌强或咳嗽。当关宿食肝脾热，渴痢癫淋看尺部。

（滑主痰饮，浮滑风痰，沉滑实痰，滑数痰火，滑短宿食。《脉诀》言：关滑胃寒，尺滑脐似水。与《脉经》言关滑胃热，尺滑血蓄，妇人经病之旨相反，其谬如此。）

涩（阴）

涩脉，细而迟，往来难，短且散，或一止复来（《脉经》）。参伍不调（《素问》）。如轻刀刮竹（《脉诀》）。如雨沾沙（《通真子》）。如病蚕食叶。

（涩为阳气有余，气盛则血少，故脉来蹇滞，而肺宜之。《脉诀》言：指下寻之似有，举之全无。与《脉经》所云，绝不相干。）

【体状诗】 细迟短涩往来难，散止依稀应指间。如雨沾沙容易散，病蚕食叶慢而艰。

【相类诗】 参伍不调名曰涩，轻刀刮竹短而难。微似秒芒微软甚，浮沉不别有无间。

（细迟短散，时一止曰涩。极细而软，重按若绝曰微。浮而柔细曰濡，沉而柔细曰弱。）

【主病诗】 涩缘血少或伤精，反胃亡阳汗雨淋。寒湿入营为血痹，女人非孕即无经。

寸涩心虚痛对胸，胃虚胁胀察关中。尺为精血俱伤候，肠结溲淋或下红。

（涩主血少精伤之病，女子有孕为胎病，无孕为败血。杜光庭云：涩脉独见尺中，形同代为死脉。）

虚（阴）

虚脉，迟大而软，按之无力，隐指豁豁然空（《脉经》）。

（崔紫虚云：形大力薄，其虚可知。《脉诀》言：寻之不足，举之有余。止言浮脉，不见虚状。杨仁斋言：状似柳絮，散漫而迟。滑氏言：散大而软，皆是散脉，非虚也。）

【体状相类诗】 举之迟大按之松，脉状无涯类谷空。莫把芤虚为一例，芤来浮大似慈葱。

（虚脉浮大而迟，按之无力。芤脉浮大，按之中空，芤为脱血。虚为血虚，浮散二脉见浮脉。）

【主病诗】 脉虚身热为伤暑，自汗怔忡惊悸多。发热阴虚须早治，养营益气莫蹉跎。

血不荣心寸口虚，关中腹胀食难舒。骨蒸痿痹伤精血，却在神门两部居。

（《经》曰：血虚脉虚。曰：气来虚微为不及，病在内。曰：久病脉虚者死。）

实（阳）

实脉，浮沉皆得，脉大而长微弦，应指愊愊然（《脉经》）。

（愊愊，坚实貌。《脉诀》言：如绳应指来，乃紧脉，非实脉也。）

【体状诗】 浮沉皆得大而长，应指无虚愊愊强。热蕴三焦成壮火，通肠发汗始安康。

【相类诗】 实脉浮沉有力强，紧如弹索转无常。须知牢脉帮筋骨，实大微弦更带长。

（浮沉有力为实，弦急弹人为紧，沉而实大，微弦而长为牢。）

【主病诗】 实脉为阳火郁成，发狂谵语吐频频。或为阳毒或伤食，大便不通或气疼。

寸实应知面热风，咽疼舌强气填胸。当关脾热中宫满，尺实腰肠痛不通。

（《经》曰：血实脉实。曰：脉实者，水谷为病。曰：气来实强是谓太过。《脉诀》言尺实小便不禁，与《脉经》尺实小腹痛、小便难之说相反。洁古不知其谬，《诀》为虚寒，药用姜、附，愈误矣。）

长（阳）

长脉，不大不小，迢迢自若（朱氏）。如循长竿末梢为平；如引绳，如循长竿，为病（《素问》）。

（长有三部之长，一部之长，在时为春，在人为肝；心脉长，神强气壮；肾脉长，蒂固根深。《经》曰：长则气治，皆言平脉也。）

【体状相类诗】 过于本位脉名长，弦则非然但满张。弦脉与长争较远，良工尺度自能量。

（实、牢、弦、紧皆兼长脉。）

【主病诗】 长脉迢迢大小匀，反常为病似牵绳。若非阳毒癫痫病，即是阳明热势深。

（长主有余之病。）

短（阴）

短脉，不及本位（《脉诀》）。应指而回，不能满部（《脉经》）。

（戴同父云：短脉只见尺寸，若关中见短，上不通寸，下不通尺，是阴阳绝脉，必死矣。故关不诊短。黎居士云：长短未有定体，诸脉举按之，附过于本位者为长，不及本位者为短。长脉属肝宜于春，短脉属肺宜于秋。但诊肝肺，长短自见。短脉两头无，中间有，不及本位，乃气不足以前导其血也。）

【体状相类诗】 两头缩缩名为短，涩短迟迟细且难。短涩而浮秋喜见，三春为贼有邪干。

（涩、微、动、结皆兼短脉。）

【主病诗】短脉惟于尺寸寻，短而滑数酒伤神。浮为血涩沉为痞，寸主头疼尺腹疼。

（《经》曰：短则气病，短主不及之病。）

洪（阳）

洪脉，指下极大（《脉经》）。来盛去衰（《素问》）。来大去长（《通真子》）。

（洪脉在卦为离，在时为夏，在人为心。《素问》谓之大，亦曰钩。滑氏曰：来盛去衰，如钩之曲，上而复下。应血脉来去之象，象万物敷布下垂之状。詹炎举言如环珠者，非。《脉诀》云：季夏宜之，秋季、冬季，发汗通阳，俱非洪脉所宜，盖谬也。）

【体状诗】脉来洪盛去还衰，满指滔滔应夏时。若在春秋冬月分，升阳散火莫狐疑。

【相类诗】洪脉来时拍拍然，去衰来盛似波澜。欲知实脉参差处，举按弦长幅幅坚。

（洪而有力为实，实而无力为洪。）

【主病诗】脉洪阳盛血应虚，相火炎炎热病居。胀满胃翻须早治，阴虚泄痢可踌躇。

寸洪心火上焦炎，肺脉洪时金不堪。肝火胃虚关内察，肾虚阴火尺中看。

（洪主阳盛阴虚之病，泄痢、失血、久嗽者忌之。《经》曰：形瘦脉大多气者死。曰：脉大则病进。）

微（阴）

微脉，极细而软，按之如欲绝，若有若无（《脉经》）。细而稍长（戴氏）。

（《素问》谓之小。又曰：气血微则脉微。）

【体状相类诗】微脉轻微潎潎乎，按之欲绝有如无。微为阳弱细阴弱，细比于微略较粗。

（轻诊即见，重按如欲绝者，微也。往来如线而常有者，细也。

仲景曰：脉濈濈如羹上肥者，阳气微；萦萦如蚕丝细者，阴气衰；长病得之死，卒病得之生。）

【主病诗】 气血微兮脉亦微，恶寒发热汗淋漓。男为劳极诸虚候，女作崩中带下医。

寸微气促或心惊，关脉微时胀满形。尺部见之精血弱，恶寒消瘅痛呻吟。

（微主久虚血弱之病，阳微恶寒，阴微发热。《脉诀》云：崩中日久肝阴竭，漏下多时骨髓枯。）

紧（阳）

紧脉，来往有力，左右弹人手（《素问》）。如转索无常（仲景）。数如切绳（《脉经》）。如纫箄线（丹溪）。

（紧乃热，为寒束之脉，故急数如此，要有神气。《素问》谓之急。《脉诀》言：寥寥入尺来。崔氏言：如线，皆非紧状。或以浮紧为弦，沉紧为牢，亦近似耳。）

【体状诗】 举如转索切如绳，脉象因之得紧名。总是寒邪来作寇，内为腹痛外身疼。

【相类诗】 见弦、实。

【主病诗】 紧为诸痛主于寒，喘咳风痫吐冷痰。浮紧表寒须发越，紧沉温散自然安。

寸紧人迎气口分，当关心腹痛沉沉。尺中有紧为阴冷，定是奔豚与疝疼。

（诸紧为寒为痛，人迎紧盛伤于寒，气口紧盛伤于食，尺紧痛居其腹。中恶浮紧，咳嗽沉紧，皆主死。）

缓（阴）

缓脉，去来小驶于迟（《脉经》）。一息四至（戴氏）。如丝在经，不卷其轴，应指和缓，往来甚匀（张太素）。如初春杨柳舞风之象（杨玄操）。如微风轻飐柳梢（滑伯仁）。

（缓脉在卦为坤，在时为四季，在人为脾。阳寸、阴尺，上下同等，浮大而软，无有偏胜者，平脉也。若非其时，即为有病。缓而和匀，不浮、不沉，不疾、不徐，不微、不弱者，即为胃气。故杜光庭云：欲知死期何以取？古贤推定五般土。阳土须知不遇阴，阴土遇阴当细数。详《玉函经》。）

【体状诗】缓脉阿阿四至通，柳梢袅袅飐轻风。欲从脉里求神气，只在从容和缓中。

【相类诗】见迟脉。

【主病诗】缓脉营衰卫有余，或风或湿或脾虚。上为项强下痿痹，分别浮沉大小区。

寸缓风邪项背拘，关为风眩胃家虚。神门濡泄或风秘，或是蹒跚足力迂。

（浮缓为风，沉缓为湿，缓大风虚，缓细湿痹，缓涩脾虚，缓弱气虚。《脉诀》言：缓主脾热口臭、反胃、齿痛、梦鬼之病。出自杜撰，与缓无关。）

芤（阳中阴）

芤脉，浮大而软，按之中央空，两边实（《脉经》）。中空外实，状如慈葱。

（芤，慈葱也。《素问》无芤名。刘三点云：芤脉何似？绝类慈葱，指下成窟，有边无中。戴同父云：营行脉中，脉以血为形，芤脉中空，脱血之象也。《脉经》云：三部脉芤，长病得之生，卒病得之死。《脉诀》言：两头有，中间无，是脉断截矣。又言：主淋沥、气入小肠。与失血之候相反，误世不小。）

【体状诗】芤形浮大软如葱，边实须知内已空。火犯阳经血上溢，热侵阴络下流红。

【相类诗】中空旁实乃为芤，浮大而迟虚脉呼。芤更带弦名曰革，亡血芤革血虚虚。

【主病诗】寸芤积血在于胸，关里逢芤肠胃痈。尺部见之多下血，赤淋红痢漏崩中。

弦（阳中阴）

弦脉，端直以长（《素问》）。如张弓弦（《脉经》）。按之不移，绰绰如按琴瑟弦（巢氏）。状若筝弦（《脉诀》）。从中直过，挺然指下（《刊误》）。

（弦脉在卦为震，在时为春，在人为肝。轻虚以滑者平，实滑如循长竿者病，劲急如新张弓弦者死。池氏曰：弦紧而数劲为太过，弦紧而细为不及。戴同父曰：弦而软，其病轻；弦而硬，其病重。《脉诀》言：时时带数，又言脉紧状绳牵。皆非弦象，今削之。）

【体状诗】 弦脉迢迢端直长，肝经木旺土应伤。怒气满胸常欲叫，翳蒙瞳子泪淋浪。

【相类诗】 弦来端直似丝弦，紧则如绳左右弹。紧言其力弦言象，牢脉弦长沉伏间（又见长脉）。

【主病诗】 弦应东方肝胆经，饮痰寒热疟缠身。浮沉迟数须分别，大小单双有重轻。

寸弦头痛膈多痰，寒热癥瘕察左关。关右胃寒心腹痛，尺中阴疝脚拘挛。

（弦为木盛之病。浮弦支饮外溢，沉弦悬饮内痛。疟脉自弦，弦数多热，弦迟多寒。弦大主虚，弦细拘急。阳弦头痛，阴弦腹痛。单弦饮癖，双弦寒痼。若不食者，木来克土，必难治。）

革（阴）

革脉，弦而芤（仲景）。如按鼓皮（丹溪）。

（仲景曰：弦则为寒，芤则为虚，虚寒相搏，此名曰革。男子亡血失精，妇人半产漏下。《脉经》曰：三部脉革，长病得之死，卒病得之生。

时珍曰：此即芤弦二脉相合，故均主失血之候。诸家脉书，皆以为牢脉，故或有革无牢，有牢无革，混淆不辨。不知革浮牢沉，革虚牢实，形证皆异也。又按：《甲乙经》曰：浑浑革革，至如涌泉，病进而危；弊弊绰绰，其去如弦绝者死。谓脉来浑浊革变，急如涌泉，出而不反也。王贶以为溢脉，与此不同。）

【体状主病诗】 革脉形如按鼓皮，芤弦相合脉寒虚。女人半产并崩漏，男子营虚或梦遗。

【相类诗】 见芤、牢。

牢（阴中阳）

牢脉，似沉似伏，实大而长，微弦（《脉经》）。

（扁鹊曰：牢而长者，肝也。仲景曰：寒则牢坚，有牢固之象。沈氏曰：似沉似伏，牢之位也；实大弦长，牢之体也。《脉诀》不言形状，但云寻之则无，按之则有。云脉入皮肤辨息难，又以牢为死脉，皆孟浪谬误。）

【体状相类诗】 弦长实大脉牢坚，牢位常居沉伏间。革脉芤弦自浮起，革虚牢实要详看。

【主病诗】 寒则牢坚里有余，腹心寒痛木乘脾。疝㿗癥瘕何愁也，失血阴虚却忌之。

（牢主寒实之病，木实则为痛。扁鹊云：软为虚，牢为实。失血者，脉宜沉细，反浮大而牢者死，虚病见实脉也。《脉诀》言：骨间疼痛，气居于表。池氏以为肾传于脾，皆谬妄不经。）

濡（阴，即软字）

濡脉，极软而浮细，如帛在水中，轻手相得，按之无有（《脉经》），如水上浮沤。

（帛浮水中，重手按之，随手而没之象。《脉诀》言：按之似有举还无，是微脉，非濡也。）

【体状诗】 濡形浮细按须轻，水面浮绵力不禁。病后产中犹有药，平人若见是无根。

【相类诗】 浮而柔细知为濡，沉细而柔作弱持。微则浮微如欲绝，细来沉细近于微。

（浮细如绵曰濡，沉细如绵曰弱，浮而极细如绝曰微，沉而极细不断曰细。)

【主病诗】 濡为亡血阴虚病，髓海丹田暗已亏。汗雨夜来蒸入骨，血山崩倒湿侵脾。

寸濡阳微自汗多，关中其奈气虚何。尺伤精血虚寒甚，温补真阴可起疴。

（濡主血虚之病，又为伤湿。）

弱（阴）

弱脉，极软而沉细，按之乃得，举手无有（《脉经》）。

（弱乃濡之沉者。《脉诀》言：轻手乃得。黎氏譬如浮沤，皆是濡脉，非弱也。《素问》曰：脉弱以滑，是有胃气。脉弱以涩，是谓久病。病后老弱见之顺，平人少年见之逆。）

【体状诗】 弱来无力按之柔，柔细而沉不见浮。阳陷入阴精血弱，白头犹可少年愁。

【相类诗】 见濡脉。

【主病诗】 弱脉阴虚阳气衰，恶寒发热骨筋痿。多惊多汗精神减，益气调营急早医。

寸弱阳虚病可知，关为胃弱与脾衰。欲求阳陷阴虚病，须把神门两部推。

（弱主气虚之病。仲景曰：阳陷入阴，故恶寒发热。又云：弱主筋，沉主骨，阳浮阴弱，血虚筋急。柳氏曰：气虚则脉弱，寸弱阳虚，尺弱阴虚，关弱胃虚。）

散（阴）

散脉，大而散。有表无里（《脉经》）。涣漫不收（崔氏）。无统纪，无拘束，至数不齐，或来多去少，或去多来少，涣散不收，如杨花散漫之象（柳氏）。

（戴同父曰：心脉浮大而散，肺脉短涩而散，平脉也。心脉软散，怔忡；肺脉软散，汗出；肝脉软散，溢饮；脾脉软散，胕肿，病脉也；肾脉软散，诸病脉代散，死脉也。《难经》曰：散脉独见则危。柳氏曰：散为气血俱虚，根本脱离之脉，产妇得之生，孕妇得之堕。）

【体状诗】 散似杨花散漫飞，去来无定至难齐。产为生兆胎为堕，久病逢之不必医。

【相类诗】 散脉无拘散漫然，濡来浮细水中绵。浮而迟大为虚脉，芤脉中空有两边。

【主病诗】 左寸怔忡右寸汗，溢饮左关应软散。右关软散胻胕肿，散居两尺魂应断。

细（阴）

细脉，小于微而常有，细直而软，如丝线之应指（《脉经》）。

（《素问》谓之小。王启玄言如萎蓬，状其柔细也。《脉诀》言：往来极微，是微反大于细矣，与《经》相背。）

【体状诗】 细来累累细如丝，应指沉沉无绝期。春夏少年俱不利，秋冬老弱却相宜。

【相类诗】 见微、濡。

【主病诗】 细脉萦萦血气衰，诸虚劳损七情乖。若非湿气侵腰肾，即是伤精汗泄来。

寸细应知呕吐频，入关腹胀胃虚形。尺逢定是丹田冷，泄痢遗精号脱阴。

（《脉经》曰：细为血少气衰。有此证则顺，否则逆。故吐衄得沉细者生。忧劳过度者脉亦细。）

伏（阴）

伏脉，重按着骨，指下裁动（《脉经》）。脉行筋下（《刊误》）。

（《脉诀》言：寻之似有，定息全无，殊为舛谬。）

【体状诗】 伏脉推筋着骨寻，指间裁动隐然深。伤寒欲汗阳将解，厥逆脐疼证属阴。

【相类诗】 见沉脉。

【主病诗】 伏为霍乱吐频频，腹痛多缘宿食停。蓄饮老痰成积聚，散寒温里莫因循。

食郁胸中双寸伏，欲吐不吐常兀兀。当关腹痛困沉沉，关后疝疼还破腹。

（伤寒，一手脉伏曰单伏，两手脉伏曰双伏，不可以阳证见阴为诊。乃火邪内郁，不得发越，阳极似阴，故脉伏，必有大汗而解。正如久旱将雨，六合阴晦，雨后庶物皆苏之义。又有夹阴伤寒，先有伏阴在内，外复感寒，阴盛阳衰，四肢厥逆，六脉沉伏，须投姜附及灸关元，脉乃复出也。若太溪、冲阳皆无脉者，必死。《脉诀》言：徐徐发汗。洁古以麻黄附子细辛汤主之，皆非也。刘元宾曰：伏脉不可发汗。）

动（阳）

动，乃数脉见于关上下，无头尾，如豆大，厥厥动摇。

（仲景曰：阴阳相搏名曰动，阳动则汗出，阴动则发热，形冷恶寒，此三焦伤也。成无己曰：阴阳相搏，则虚者动，故阳虚则阳动，阴虚则阴动。庞安常曰：关前三分为阳，后三分为阴，关位半阴半阳，故动随虚见。《脉诀》言：寻之似有，举之还无，不离其处，不往不来，三关沉沉。含糊谬妄，殊非动脉。詹氏言其形鼓动如钩、如毛者，尤谬。）

【体状诗】 动脉摇摇数在关，无头无尾豆形团。其原本是阴阳搏，虚者摇兮胜者安。

【主病诗】 动脉专司痛与惊，汗因阳动热因阴。或为泄痢拘挛病，男子亡精女子崩。

（仲景曰：动则为痛为惊。《素问》曰：阴虚阳搏，谓之崩。又曰：妇人手少阴脉动甚者，妊子也。）

促（阳）

促脉，来去数，时一止复来（《脉经》）。如蹶之趣，徐疾不常（黎氏）。

（《脉经》但言数而止为促。《脉诀》乃云：并居寸口。不言时止者，谬矣。数止为促，缓止为结，何独寸口哉！）

【体状诗】促脉数而时一止，此为阳极欲亡阴。三焦郁火炎炎盛，进必无生退可生。

【相类诗】见代脉。

【主病诗】促脉惟将火病医，其因有五细推之。时时喘咳皆痰积，或发狂斑与毒疽。

（促主阳盛之病。促、结之因，皆有气、血、痰、饮、食五者之别。一有留滞，则脉必见止也。）

结（阴）

结脉，往来缓，时一止复来（《脉经》）。

（《脉诀》言：或来或去，聚而却遏。与结无关。仲景有累累如循长竿曰阴结，蔼蔼如车盖曰阳结。《脉经》又有如麻子动摇，旋引旋收，聚散不常者曰结，主死。此三脉，名同实异也。）

【体状诗】结脉缓而时一止，独阴偏盛欲亡阳。浮为气滞沉为积，汗下分明在主张。

【相类诗】见代脉。

【主病诗】结脉皆因气血凝，老痰结滞苦沉吟。内生积聚外痈肿，疝瘕为殃病属阴。

（结主阴盛之病。越人曰：结甚则积甚，结微则积微，浮结外有痛积，伏结内有积聚。）

代（阴）

代脉，动而中止，不能自还，因而复动（仲景）。脉至还入尺，良久方来（吴氏）。

（脉一息五至，肺、心、脾、肝、肾五脏之气，皆足五十动而一息，合大衍之数，谓之平脉。反此则止乃见焉，肾气不能至，则四十动一止；肝气不能至，则三十动一止。盖一脏之气衰，而他脏之气代至也。《经》曰：代则气衰。滑伯仁曰：若无病羸瘦，脉代者，危脉也。有病而气血乍损，气不能续者，只为病脉。伤寒心悸脉代者，复脉汤主之。妊娠脉代者，其胎百日。代之生死，不可不辨。)

【体状诗】动而中止不能还，复动因而作代看。病者得之犹可疗，平人却与寿相关。

【相类诗】数而时止名为促，缓止须将结脉呼。止不能回方是代，结生代死自殊途。

（促、结之止无常数，或二动、三动，一止即来。代脉之止有常数，必依数而止，还入尺中，良久方来也。)

【主病诗】代脉之因脏气衰，腹疼泄痢下元亏。或为吐泻中宫病，女子怀胎三月兮。

（《脉经》曰：代散者死。主泄及便脓血。)

五十不止身无病，数内有止皆知定。四十一止一脏绝，四年之后多亡命。三十一止即三年，二十一止二年应。十动一止一年殂，更观气色兼形证。

两动一止三四日，三四动止应六七。五六一止七八朝，次第推之自无失。

（戴同父曰：脉必满五十动，出自《难经》；而《脉诀》五脏歌，皆以四十五动为准，乖于经旨。柳东阳曰：古以动数候脉，是吃紧语。须候五十动，乃知五脏缺失。今人指到腕臂，即云见了。夫五十动，岂弹指间事耶？故学者当诊脉、问证、听声、观色，斯备四诊而无失。)

二、四言举要

（宋·南康紫虚隐君，崔嘉彦希范著。明·蕲州月池子，李言闻子郁删补。)

脉乃血派	气血之先	血之隧道	气息应焉	其象法地
血之府也	心之合也	皮之部也	资始于肾	资生于胃
阳中之阴	本乎营卫	营者阴血	卫者阳气	营行脉中
卫行脉外	脉不自行	随气而至	气动脉应	阴阳之谊
气如橐籥	血如波澜	血脉气息	上下循环	十二经中

皆有动脉	惟手太阴	寸口取决	此经属肺	上系吭嗌
脉之大会	息之出入	一呼一吸	四至为息	日夜一万
三千五百	一呼一吸	脉行六寸	日夜八百	十丈为准
初持脉时	令仰其掌	掌后高骨	是谓关上	关前为阳
关后为阴	阳寸阴尺	先后推寻	心肝居左	肺脾居右
肾与命门	居两尺部	魂魄谷神	皆见寸口	左主司官
右主司府	左大顺男	右大顺女	本命扶命	男左女右
关前一分	人命之主	左为人迎	右为气口	神门决断
两在关后	人无二脉	病死不愈	男女脉同	惟尺则异
阳弱阴盛	反此病至	脉有七诊	曰浮中沉	上下左右
消息求寻	又有九候	举按轻重	三部浮沉	各候五动
寸候胸上	关候膈下	尺候于脐	下至跟踝	左脉候左
右脉候右	病随所在	不病者否	浮为心肺	沉为肾肝
脾胃中州	浮沉之间	心脉之浮	浮大而散	肺脉之浮
浮涩而短	肝脉之沉	沉而弦长	肾脉之沉	沉实而濡
脾胃属土	脉宜和缓	命为相火	左寸同断	春弦夏洪
秋毛冬石	四季和缓	是谓平脉	太过实强	病生于外
不及虚微	病生于内	春得秋脉	死在金日	五脏准此
推之不失	四时百病	胃气为本	脉贵有神	不可不审
调停自气	呼吸定息	四至五至	平和之则	三至为迟
迟则为冷	六至为数	数即热证	转迟转冷	转数转热
迟数既明	浮沉当别	浮沉迟数	辨内外因	外因于天
内因于人	天有阴阳	风雨晦冥	人喜怒忧	思悲恐惊
外因之浮	则为表证	沉里迟阴	数则阳盛	内因之浮
虚风所为	沉气迟冷	数热何疑	浮数表热	沉数里热
浮迟表虚	沉迟冷结	表里阴阳	风气冷热	辨内外因
脉证参别	脉理浩繁	总括于四	既得提纲	引申触类
浮脉法天	轻手可得	汛汛在上	如水漂木	有力洪大
来盛去悠	无力虚大	迟而且柔	虚甚则散	涣漫不收
有边无中	其名曰芤	浮小为濡	绵浮水面	濡甚则微
不任寻按	沉脉法地	近于筋骨	深深在下	沉极为伏
有力为牢	实大弦长	牢甚则实	愊愊而强	无力为弱

柔小如绵　弱甚则细　如蛛丝然　迟脉属阴　一息三至
小驶于迟　缓不及四　二损一败　病不可治　两息夺精
脉已无气　浮大虚散　或见芤革　浮小濡微　沉小细弱
迟细为涩　往来极难　易散一止　止而复还　结则来缓
止而复来　代则来缓　止不能回　数脉属阳　六至一息
七疾八极　九至为脱　浮大者洪　沉大牢实　往来流利
是谓之滑　有力为紧　弹如转索　数见寸口　有止为促
数见关中　动脉可候　厥厥动摇　状如小豆　长则气治
过于本位　长而端直　弦脉应指　短则气病　不能满部
不见于关　惟尺寸候　一脉一形　各有主病　数脉相兼
则见诸证　浮脉主表　里必不足　有力风热　无力血弱
浮迟风虚　浮数风热　浮紧风寒　浮缓风湿　浮虚伤暑
浮芤失血　浮洪虚火　浮微劳极　浮濡阴虚　浮散虚剧
浮弦痰饮　浮滑痰热　沉脉主里　主寒主积　有力痰食
无力气郁　沉迟虚寒　沉数热伏　沉紧冷痛　沉缓水蓄
沉牢痼冷　沉实热极　沉弱阴虚　沉细痹湿　沉弦饮痛
沉滑宿食　沉伏吐利　阴毒聚积　迟脉主脏　阳气伏潜
有力为痛　无力虚寒　数脉主腑　主吐主狂　有力为热
无力为疮　滑脉主痰　或伤于食　下为蓄血　上为吐逆
涩脉少血　或中寒湿　反胃结肠　自汗厥逆　弦脉主饮
病属胆肝　弦数多热　弦迟多寒　浮弦支饮　沉弦悬痛
阳弦头痛　阴弦腹痛　紧脉主寒　又主诸痛　浮紧表寒
沉紧里痛　长脉气平　短脉气病　细则气少　大则病进
浮长风痫　沉短宿食　血虚脉虚　气实脉实　洪脉为热
其阴则虚　细脉为湿　其血则虚　缓大者风　缓细者湿
缓涩血少　缓滑内热　濡小阴虚　弱小阳竭　阳竭恶寒
阴虚发热　阳微恶寒　阴微发热　男微虚损　女微泻血
阳动汗出　阴动发热　为痛与惊　崩中失血　虚寒相搏
其名为革　男子失精　女子失血　阳盛则促　肺痈阳毒
阴盛则结　疝瘕积郁　代则气衰　或泄脓血　伤寒心悸
女胎三月　脉之主病　有宜不宜　阴阳顺逆　凶吉可推
中风浮缓　急实则忌　浮滑中痰　沉迟中气　尸厥沉滑

卒不知人
寒伤于营
脉缓细涩
汗后脉静
病必危殆
下不至关
形损难医
欲知是气
滑痰紧食
热则滑数
湿留濡细
泄泻下痢
浮滑者昌
厥逆迟微
浮濡易治
病热有火
脉数而虚
土败双弦
数大可忧
遗精白浊
浮大者生
涩小无血
阴迟而涩
痫脉宜虚
数热迟寒
左涩死血
缓滑厥痰
心腹之痛
积聚在里
兼浮者风
沉实闪胁
瘵病肺虚

入脏身冷
浮紧无汗
伤寒热病
身凉则安
阴病见阳
阳气已竭
饮食内伤
下手脉沉
气涩血芤
寒则弦紧
疟脉自弦
沉小滑弱
弦数紧涩
是则可怕
喘急息肩
洪数可医
热而涩小
火炎急数
瘀血内蓄
微涩而弱
细小微涩
数大何妨
癫乃重阴
实急者恶
缠喉走马
右大虚看
气虚弦软
其类有九
牢急者生
兼紧者寒
脚气有四
脉多微缓

入腑身温
暑伤于气
脉喜浮洪
汗后脉躁
虽困无害
代脉止歇
气口急滑
沉极则伏
数火细湿
浮滑兼风
弦数者热
实大浮洪
结肠者亡
咳嗽多浮
浮滑者顺
沉微无火
必殒其躯
诸病失血
却宜牢大
火盛阴虚
形脱可惊
大便燥结
狂乃重阳
浮阳沉阴
微伏则难
头痛多弦
血虚微涩
细迟从吉
弱急者死
弦滑痰饮
迟寒数热
或涩或紧

风伤于卫
脉虚身热
沉微涩小
热甚必难
上不至关
脏绝倾危
劳倦内伤
涩弱久深
滑主多痰
沉滑兼气
弦迟者寒
发热则恶
霍乱之候
聚肺关胃
沉涩肢寒
无根者危
劳极诸虚
脉必见芤
沉小涩微
芤濡洪数
小便淋闷
须分气血
浮洪吉兆
滑痰数热
诸风眩运
浮风紧寒
肾厥弦坚
浮大延久
腰痛之脉
濡细肾着
浮滑者风
或细或濡

浮缓有汗
湿伤于血
证反必凶
阳病见阴
阴气已绝
散脉无根
脾脉大弱
大郁多沉
弦主留饮
食伤短疾
代散者折
呕吐反胃
脉代勿讶
沉紧小危
散脉逆证
骨蒸发热
浮软微弱
缓小可喜
反成其害
三消之脉
鼻头色黄
阳数而实
沉急凶殃
喉痹之脉
有火有痰
热洪湿细
真痛短涩
疝气弦急
多沉而弦
大乃臀虚
濡细者湿
风寒湿气

合而为痹　浮涩而紧　三脉乃备　五疸实热　脉必洪数
涩微属虚　切忌发渴　脉得诸沉　责其有水　浮气与风
沉石或里　沉数为阳　沉迟为阴　浮大出厄　虚小可惊
胀满脉弦　土制于木　湿热数洪　阴寒迟弱　浮为虚满
紧则中实　浮大可治　虚小危极　五脏为积　六腑为聚
实强者生　沉细者死　中恶腹胀　紧细者生　脉若浮大
邪气已深　痛疽浮数　恶寒发热　若有痛处　痈疽所发
脉数发热　而痛者阳　不数不热　不疼阴疮　未溃痈疽
不怕洪大　已溃痈疽　洪大可怕　肺痈已成　寸数而实
肺痿之形　数而无力　肺痈色白　脉宜短涩　不宜浮大
唾糊呕血　肠痈实热　滑数可知　数而不热　关脉芤虚
微涩而紧　未脓当下　紧数脓成　切不可下　妇人之脉
以血为本　血旺易胎　气旺难孕　少阴动甚　谓之有子
尺脉滑利　妊娠可喜　滑疾不散　胎必三月　但疾不散
五月可别　左疾为男　右疾为女　女腹如箕　男腹如釜
欲产之脉　其至离经　水下乃产　未下勿惊　新产之脉
缓滑为吉　实大弦牢　有证则逆　小儿之脉　七至为平
更察色证　与虎口纹　奇经八脉　其诊又别　直上直下
浮则为督　牢则为冲　紧则任脉　寸左右弹　阳跷可决
尺左右弹　阴跷可别　关左右弹　带脉当决　尺外斜上
至寸阴维　尺内斜上　至寸阳维　督脉为病　脊强癫痫
任脉为病　七疝瘕坚　冲脉为病　逆气里急　带主带下
脐痛精失　阳维寒热　目眩僵仆　阴维心痛　胸胁刺筑
阳跷为病　阳缓阴急　阴跷为病　阴缓阳急　癫痫瘛疭
寒热恍惚　八脉脉证　各有所属　平人无脉　移于外络
兄位弟乘　阳溪列缺　病脉既明　吉凶当别　经脉之外
又有真脉　肝绝之脉　循刀责责　心绝之脉　转豆躁疾
脾则雀啄　如屋之漏　如水之流　如杯之覆　肺绝如毛
无根萧索　麻子动摇　浮波之合　肾脉将绝　至如省客
来如弹石　去如解索　命脉将绝　虾游鱼翔　至如涌泉
绝在膀胱　真脉既形　胃已无气　参察色证　断之以臆

濒湖脉学白话解

一、七言脉诀白话解

（一）浮（阳）

【原文】浮脉，举之有余，按之不足^①（《脉经》）。如微风吹鸟背上毛，厌厌聂聂（轻汎貌），如循榆荚^②（《素问》）。如水漂木（崔氏）。如捻葱叶^③（黎氏）。

（浮脉法天，有轻清在上之象。在卦为乾，在时为秋，在人为肺，又谓之毛。太过则中坚旁虚，如循鸡羽，病在外也。不及则气来毛微，病在中也。《脉诀》言：寻之如太过，乃浮兼洪紧之象，非浮脉也。）

〔体状诗〕浮脉惟从肉上行，如循榆荚似毛轻，三秋得令知无恙，久病逢之却可惊^④。

〔相类诗〕浮如木在水中浮，浮大中空乃是芤。拍拍而浮是洪脉，来时虽盛去悠悠^⑤。

浮脉转平似捻葱，虚来迟大豁然空^⑥。浮而柔细方为濡^⑦，散似杨花无定踪^⑧。

（浮而有力为洪，浮而迟大为虚，虚甚为散，浮而无力为芤，浮而柔细为濡。）

〔主病诗〕浮脉为阳表病居，迟风数热紧寒拘。浮而有力多风热，无力而浮是血虚。

寸浮头痛眩生风，或有风痰聚在胸。关上土衰兼木旺，尺中溲便^⑨不流通。

（浮脉主表，有力表实，无力表虚，浮迟中风，浮数风热，浮紧风寒，浮缓风湿，浮虚伤暑，浮芤失血，浮洪虚热，浮散劳极。）

【提要】 此段讲浮脉的脉象和主病以及相似脉和相兼脉的脉象及主病。

【注释】

①举之有余，按之不足：诊脉用三种指力。轻按皮肤为浮取，又称为"举"；中等度用力为中取，又称为"寻"；重度用力为沉取，又称为"按"。此处指浮脉脉象浮取显得搏动有力，沉取就显得没有力量了。

②如循榆荚：榆荚，指榆钱。厌厌聂聂，如循榆荚，指诊脉时指下有轻浮、舒缓之感。

③如捻葱叶：如捻中空的葱叶一样，指浮脉轻取可明显触及，再用力则力度稍减，指下有虚空之感。

④久病逢之却可惊：浮脉主表证，多见于外感病的初起阶段。久病之人病位在里，多见沉脉，若反见浮脉则应警惕是否为阳气浮越于外的危重病候。

⑤来时虽盛去悠悠：指洪脉的脉象，来势若洪水滔滔满指，而去势却力度徐减。悠，闲适、自得。形容从容自在。

⑥虚来迟大豁然空：指虚脉迟缓，三部脉举按皆无力。

⑦浮而柔细方为濡：指濡脉的脉象浮细而软，主虚证和湿病。

⑧散似杨花无定踪：指散脉举之浮散而不聚，稍加用力则像杨花一样按之若无。

⑨溲便：溲（sōu，搜），泛指排泄二便，亦特指排尿，此指小便言。

【语译】

浮脉之脉象，轻按皮肤即可明显触及，稍加用力则觉力度稍减。形象比喻，指下如触及微风吹起鸟背上的羽毛一样，轻微而舒缓地搏动；也像触及到轻柔和软的榆钱一般；又像触及到水中漂浮的木块，触之明显，按之稍弱；又像按在葱管之上，浮取即可明显触及，但稍加用力则有空虚之感。

脉象：诊察浮脉，轻按皮肤即可明显触及，就如触及到榆钱和鸟毛一样轻浮。秋三月脉象应浮，故得之应视为常脉，而久病之人反见浮脉，则应高度警觉，是否为阳气浮越于外的危重之象。

相类脉：浮脉指下感觉如水中漂木，若浮脉兼见脉体宽大，按之空豁则视为芤脉；若浮脉兼见滔滔满指，来盛去衰，则应视为洪脉；正常的浮脉力度平和犹如捻葱，若脉来迟缓，按之空豁无力则为虚脉；若浮脉兼有细软之象则为濡脉；而脉浮散漫无根似杨花一样飘浮不定，那就为散脉了。

主病：浮脉属阳脉，多主表证。浮脉兼见迟缓多见外风为病；浮数并见多主风热，浮紧并见多为风寒，浮脉搏动有力，多为外感风热，浮而无力则又可见于血虚的里证。

分部主病：诊脉分寸、关、尺三部，可分别体察上、中、下三焦病变。寸部见浮脉多主上焦病变，故可见头痛、目花，或见风痰聚积于胸中；关部见浮脉多主木旺乘土、肝旺脾虚之证；而尺部主下焦，若见浮脉则可见小便不利。

【参考】

1. 浮脉产生的机理　病变部位在人体肌表，由于邪犯肌表，邪正交争，脉气鼓动于外，故应指而浮。浮脉多见于感冒和外感病的初起阶段，但某些体质虚弱或久病之人，也可见浮脉，仔细体察多浮大无力，与外感表证有别。反之，某些外感表证患者，因个体差异和内外环境影响，也未尽见浮脉，临床当四诊合参，灵活对待。

2. 关于浮脉"如捻葱叶"　后世医家对此多有微词。如《决脉精要》说："如捻葱叶，则混于芤脉矣。"录此备参。

3. 浮脉与高温、高热有关　现代医学认为，如气温较高或外感发热时，人体浅表血管扩张，使桡动脉相对浅露，故轻触即得。但某些久病、气虚、形体消瘦者，也可见浮脉，此浮而无力是与外感表证的鉴别要点。

（二）沉（阴）

【原文】 沉脉，重手按至筋骨乃得（《脉经》）。如绵裹砂[①]，内刚外柔（杨氏）。如石投水，必极其底。

（沉脉法地，有渊泉在下之象，在卦为坎，在时为冬，在人为肾。又谓之石，亦曰营。太过则如弹石，按之益坚，病在外也。不及则气来虚微，去如数者，病在中也。《脉诀》言缓度三关，状如烂绵者，非也。沉有缓数及各部之沉，烂绵乃弱脉，非沉也。）

〔**体状诗**〕水行润下脉来沉，筋骨之间软滑匀。女子寸兮男子尺[②]，四时如此号为平。

〔**相类诗**〕沉帮筋骨自调匀，伏则推筋着骨寻③，沉细如绵真弱脉④，弦长实大是牢形⑤。

（沉行筋间，伏行骨上，牢大有力，弱细无力。）

〔**主病诗**〕沉潜水蓄阴经病⑥，数热迟寒滑有痰⑦，无力而沉虚与气，沉而有力积并寒⑧。

寸沉痰郁水停胸⑨，关主中寒痛不通⑩，尺部浊遗并泄痢⑪，肾虚腰及下元痌⑫。

（沉脉主里，有力里实，无力里虚。沉则为气，又主水蓄，沉迟痼冷，沉数内热，沉滑痰食，沉涩气郁，沉弱寒热，沉缓寒湿，沉紧冷痛，沉牢冷积。）

【**提要**】 此段讲沉脉的脉象和主病以及相似脉和相兼脉的脉象及主病。

【**注释**】

①如绵裹砂：形容沉脉的脉象。触之觉表面柔和如绵帛，内里却刚劲如砂石。

②女子寸兮男子尺：男属阳，女属阴。诊脉寸部为阳，尺部属阴。反映在脉象上，女子寸脉多沉，男子尺脉多沉，当为个体差异所致，一般不作病脉论。另有一说：男子以气为本，气属阳易升浮，应于脉则不足于尺而沉。女子以血为本，血属阴易沉下，应于脉则不足于寸而沉，可参。兮（xī，希），助词。

③伏则推筋着骨寻：指伏脉极沉，必须重按推筋著骨始得。

④沉细如绵真弱脉：指弱脉的脉象沉细软弱如绵。

⑤弦长实大是牢形：指牢脉的脉象沉兼弦长，且实大有力。

⑥沉潜水蓄阴经病：指沉脉主水饮内停。水饮为有形之邪，阻碍气血不得外达，故见沉脉，一般表现为沉实有力。

⑦数热迟寒滑有痰：数脉主热证，迟脉主寒证易解。而滑脉主痰饮，是因痰饮为有形之邪，壅盛于内，气实血涌，故可见往来流利、应指圆滑之滑脉。

⑧沉而有力积并寒：积指气、血、痰、食等聚积于腹内而成的有形包块，固定不移的病证。这类病证多为实证，故脉象多见沉实有力。沉脉主寒证必为里实寒证。《灵枢·百病始生》："积之始，得寒乃生，厥乃成积也。"

⑨寸沉痰郁水停胸：脉诊的寸、关、尺三部，分主上、中、下三焦病证。若寸部见沉脉，则可见痰饮停于胸部的上焦病证。

⑩关主中寒痛不通：关部可反映中焦病变。中焦脾胃的寒凝气滞而致脘腹疼痛

则可见关部沉脉。

⑪尺部浊遗并泄痢：尺部可反映下焦病证。淋浊、遗尿、遗精、泄泻、痢疾等下焦疾病可在尺部触及到沉脉。

⑫肾虚腰及下元痌：尺脉可反映肾之病变，如肾虚腰痛则可触及尺部沉脉。下元：下焦，包括肾。痌（tōng，通），疼痛。

【语译】

沉脉的脉象要重按至筋骨之间才能触及，指下感觉犹如绵絮包裹着砂石，里面坚硬而外表柔软，又如投石入水，须深及水底，才可触及。

脉象：水的特性是滋润下行，沉脉也如水性下行一样重按始得，若沉脉兼见柔滑均匀可视为常脉。女子寸部沉脉、男子尺部沉脉，是因性别差异所致，四季均如此也可视为常脉。

相类脉：沉脉的脉象在筋骨之间柔和、均匀地搏动，若重按至筋骨始得则为伏脉；若沉细柔软如绵则为弱脉；若脉沉而弦大有力，则为牢脉。

主病：沉脉可主水停于内的阴经疾病，沉数主里热，沉迟主里寒而沉滑主痰饮水肿。沉而无力为里虚，沉而有力主积滞及实寒。

分部主病：寸部的沉脉可见水停于胸，关部沉脉可见脾胃寒凝气滞，尺部沉脉可见淋浊、遗尿、泄痢，也可见于肾精气不足所致之腰痛。

【参考】

1. 沉脉主里证　因病变部位在里，邪正交争，气血趋向于里而脉象见沉。一般还应辨清有力与无力，有力为里实，无力为里虚。

2. 高度浮肿患者可见沉脉　现代医学认为，因其皮肤细紧，脉位偏低；其次低血压使动脉压力过低，血管充盈不足，再者也可因小动脉痉挛的高血压，使脉管变细而见沉脉。

3. 沉脉不可均视为病脉　某些常人如肥胖、受寒等，均可见沉脉。此外，"四时平脉"认为冬季的脉应稍沉，这是人与自然界阴阳变化保持和谐的现象，应视为常脉。

（三）迟（阴）

【原文】 迟脉，一息三至①，去来极慢（《脉经》）。

（迟为阳不胜阴，故脉来不及。《脉诀》言：重手乃得，是有沉无浮。一息三至，甚为易见，而曰隐隐，曰状且难，是涩脉矣，其谬可知。）

〔**体状诗**〕迟来一息至惟三，阳不胜阴气血寒②。但把浮沉分表里③，消阴须益火之原④。

〔**相类诗**〕脉来三至号为迟，小驶于迟作缓持⑤。迟细而难知是涩⑥，浮而迟大以虚推⑦。

（三至为迟，有力为缓，无力为涩，有止为结，迟甚为败，浮大而软为虚。黎氏曰：迟小而实，缓大而慢，迟为阴盛阳衰，缓为卫盛营弱，宜别之。）

〔**主病诗**〕迟司脏病或多痰，沉痼癥瘕仔细看⑧。有力而迟为冷痛⑨，迟而无力定虚寒⑩。

寸迟必是上焦寒⑪，关主中寒痛不堪⑫。尺是肾虚腰脚重⑬，溲便不禁疝牵丸⑭。

（迟脉主脏，有力冷痛，无力虚寒。浮迟表寒，沉迟里寒。）

【提要】 此段讲迟脉的脉象和主病以及相似脉和相兼脉的脉象及主病。

【注释】

①一息三至：古人多用呼吸次数计算脉搏次数。一息，即为一次呼吸。常人一般一次呼吸脉搏应跳四次，间或五次（70~80次/分钟）。每次呼吸脉跳三次，应视为迟脉。

②阳不胜阴气血寒：指阳气虚弱，阳不制阴，阴寒之气亢盛，导致寒凝血滞，故现迟脉。

③但把浮沉分表里：诊察迟脉时还应分清病位之表里。浮迟为表寒，沉迟为里寒。

④消阴须益火之原：指对于阳虚不能制阴，而使阴寒之气相对偏盛的病证，宜采用"补阳以抑阴"的治法。唐·王冰称之为"益火之源，以消阴翳"。"益火"，即

是补阳。"阴翳"，即由阳虚失煦所致的各种虚寒象。

⑤小驶于迟作缓持：指缓脉的脉象比迟脉稍快而比常人之脉缓慢。驶（jué，决），本意为骏马，此作快解。

⑥迟细而难知是涩：指涩脉的脉象沉细兼涩滞不畅。

⑦浮而迟大以虚推：指虚脉的脉象迟缓兼浮大而软。

⑧沉痼癥瘕仔细看：癥瘕：病名，指腹腔内包块，癥，包块固定不移；瘕，包块时聚时散，多由于气滞血瘀而致。痰浊阻滞，气滞血瘀，有形之邪积聚于内，脉道不利，故见迟脉。

⑨有力而迟为冷痛：迟脉主寒，有力为实寒，寒凝血滞，气血不通，不通则痛。

⑩迟而无力定虚寒：迟脉主寒，迟而无力为虚寒。阳气虚衰，阴寒之气相对亢盛，此称之为虚寒，当采用补阳的治法。

⑪寸迟必是上焦寒：寸部主上焦病变，迟脉主寒证，寸部迟脉当主上焦寒性病变。

⑫关主中寒痛不堪：关脉主中焦病变。关部见迟脉，可见于脾胃或肝胆寒凝气滞的痛证。

⑬尺是肾虚腰脚重：尺部见迟脉，可见于肾阳虚衰，腰膝酸软，两足沉重无力。

⑭溲便不禁疝牵丸：肾司二便，尺部迟脉，可主肾阳虚衰，封藏不固，故见大、小便失禁，也可见于寒疝，症见少腹疼痛，牵引睾丸。

【语译】

迟脉的脉象是一次呼吸时间内仅触及三次跳动，所以脉搏的起落均极缓慢。

脉象：迟脉的脉跳是一次呼吸之间仅三次。其成因可能是阳虚阴胜，气血不足，虚寒内生。诊察迟脉还应注意浮沉变化以辨清病位的表里，而治疗虚寒应采用补阳以抑阴的方法。

相类脉：一次呼吸之间脉跳只有三次即为迟脉，而比迟脉稍快些的称为"缓"脉；迟脉兼细小且往来艰涩的称为"涩"脉；而迟脉兼浮大无力的即为虚脉。

主病：迟脉多主内部五脏病证，也有的是痰饮内停。还应仔细分析是否为沉寒痼疾、癥瘕积聚等。若迟而有力则常见于积寒疼痛的实寒证，而迟而无力则必定是虚寒证了。

分部主病：寸部见迟脉多主上焦寒性病变；关部见迟脉多主脾

胃失调，脘腹冷痛或胁肋疼痛；尺部的迟脉，多主肾虚腰酸腿软，两足沉重无力，或见于二便失禁及寒疝作痛的下焦病变。

【参考】

1. 迟脉的产生机理　多由于寒性病变引起，寒属阴，主静。寒凝气滞，阳气鼓动无力，气血运行缓慢，故脉象见迟。

现代医学认为，病理性迟脉的产生可能有以下几种原因：①神经性迟脉：见于迷走神经过度紧张，颅内压力过高、神经官能症等。②心脏病性迟脉：如窦房结病变、冠心病、心肌疾病、传导阻滞等。③感染性疾病：如急性病毒感染并发心肌炎症导致心律失常。

2. 迟脉可见于正常人　如体力劳动者、运动员等，不作病脉论。

迟脉主寒证不可拘泥：临床上应四诊合参，因迟脉并非尽主寒证，寒证也未必尽见迟脉。如某些心脏疾患，不见明显寒象，却可触及迟脉。

（四）数（阳）

【原文】　数脉，一息六至①（《脉经》）。脉流而薄疾②（《素问》）。

（数为阴不胜阳，故脉来太过。浮、沉、迟、数，脉之纲领。《素问》、《脉经》皆为正脉。《脉诀》立七表、八里，而遗数脉，止谓于心脏，其妄甚矣。）

〔体状诗〕数脉息间常六至，阴微阳盛必狂烦③。浮沉表里分虚实④，惟有儿童作吉看⑤。

〔相类诗〕数比平人多一至⑥，紧来如索似弹绳⑦。数而时止名为促⑧，数见关中动脉形⑨。

（数而弦急为紧，流利为滑，数而有止为促，数甚为极，数见关中为动。）

〔主病诗〕数脉为阳热可知⑩，只将君相火来医⑪。实宜凉泻虚温补⑫，肺病秋深却畏之⑬。

寸数咽喉口舌疮⑭，吐红⑮咳嗽肺生疡。当关胃火并肝火⑯，尺属滋阴降火汤⑰。

（数脉主腑，有力实火，无力虚火。浮数表热，沉数里热，气口数实肺痈，数虚肺痿。）

【提要】 此段讲数脉的脉象、主病，以及其相似脉。

【注释】

①一息六至：指一次呼吸时间内脉跳六次。常脉一般一息不超过五次。

②脉流而薄疾：数脉主热，热迫血行，故脉跳急快，气血运行加速。薄，通"迫"。疾，快、迅速、猛烈之意。

③阴微阳盛必狂烦：数脉主阴虚或阳胜导致的热证。邪热扰动心神，故见心烦，甚或躁狂。

④浮沉表里分虚实：诊察到数脉时，还应注意分清部位的深浅和力度的强弱。浮数为表热，沉数为里热；数而有力为实热，无力而数为虚热。

⑤惟有儿童作吉看：小儿为纯阳之体，脉率比常人为快，故一息六至可视为正常之脉。

⑥数比平人多一至：常脉一般一息五至，数脉则一息六至以上。

⑦紧来如索似弹绳：指紧脉的脉象来势紧急，有如牵绳转索，左右弹指。

⑧数而时止名为促：指促脉的脉象是脉来急数，伴有无规律间歇。

⑨数见关中动脉形：指动脉的脉象为关部触及数脉，脉体短小。

⑩数脉为阳热可知：数脉属阳，主热证。

⑪只将君相火来医：人体之火分为君火和相火，君火即心火，相火在这里可理解为肾火。数脉主火热，多表现在心火和肾火。

⑫实宜凉泻虚温补：若实热证当用苦寒直折其热，而虚火则可用温补之法。火热之证何以用温补之法？其说法有二：一是治疗肾阴虚之相火妄动，宜用温热药以"引火归原"；一是认为脾阳气不足而下陷，郁而化热，治疗宜用温补，即"甘温除热"。

⑬肺病秋深却畏之：秋天燥气最盛，肺为娇脏，肺热本已伤阴，加之秋燥伤肺，自然病势愈重。

⑭寸数咽喉口舌疮：寸部数脉主上焦火盛，故可见咽喉肿痛，口舌生疮。

⑮吐红：这里指咳血，系由邪热犯肺所致。

⑯当关胃火并肝火：诊脉左关候肝胆、右关候脾胃。关部见数脉，可见于肝火及胃火。

⑰尺属滋阴降火汤：尺部见数脉多主阴虚火旺，自然应采用滋阴降火之方药。如知柏地黄丸等。

【语译】

数脉的脉象一次呼吸时间内，脉跳六次。血流加速，脉搏增快。

脉象：数脉在一次呼吸时间内，脉跳常达六次。阴虚阳亢火热内扰，故可见心烦狂躁。还应注意脉位的深浅和力度大小以分清热的表里虚实。只有儿童见数脉可视为正常。

相类脉：数脉与常脉比较一息多一至，而脉来绷急如牵绳转索则为"紧"脉，数脉见无规律间歇的称为"促"脉；而关部见数脉则为"动"脉。

主病：数脉主热证故属阳，多表现为心经、肾经的火热。实热宜苦寒清热而虚火则可用温补，但肺病阴伤之人在深秋触及数脉恐怕预后不良。

分部主病：寸部的数脉主上焦病变，可见咽喉肿痛，口舌生疮，或因肺热脓疡而出现咳嗽、咳血。关部主胃火和肝火，而尺部数脉多主阴虚火旺，应采用滋阴降火方药。

【参考】

1. 数脉多主热证　血得温则行，得寒则凝。邪热亢盛于内，热迫血行，气血运行加速，心脏搏动增快，故可触及到数脉。

现代医学认为，病理性数脉常见于发热患者。因发热时能量产生增多，代谢增快，从而导致心率加快。此外，数脉还常见于甲亢、贫血等。

2. 常人见数脉之因　常人在运动或体力劳动时，或食后、饮酒、吸烟、喝浓茶和其他兴奋性饮料以及情绪激动时，都可能出现暂时性数脉。小儿的脉一般快于正常人，不可视为病脉。

数脉不可尽视为热证：如心肾阳虚、水气凌心，则可见形寒肢冷、心悸脉数，但一定是疾数无力之脉。

（五）滑（阳中阴）

【原文】　滑脉，往来前却[1]，流利展转[2]，替替然如珠之应指[3]（《脉经》）。漉漉如欲脱[4]。

（滑为阴气有余，故脉来流利展转。脉者，血之府也。血盛则脉滑，故肾脉宜之；气盛则脉涩，故肺脉宜之。《脉诀》云：按之即伏，三关如珠，不进不退，是不分浮滑、沉滑、尺寸之滑也，今正之。）

〔**体状相类诗**〕滑脉如珠替替然[5]，往来流利却还前[6]。莫将滑数为同类[7]，数脉惟看至数间[8]。

（滑则如珠，数则六至。）

〔**主病诗**〕滑脉为阳元气衰[9]，痰生百病食生灾[10]。上为吐逆下蓄血[11]，女脉调时定有胎[12]。

寸滑膈痰生呕吐[13]，吞酸舌强或咳嗽[14]。当关宿食肝脾热[15]，渴痢癫淋看尺部[16]。

（滑主痰饮，浮滑风痰，沉滑实痰，滑数痰火，滑短宿食。《脉诀》言：关滑胃寒，尺滑脐似水。与《脉经》言关滑胃热，尺滑血蓄，妇人经病之旨相反，其谬如此。）

【**提要**】 此段讲滑脉的脉象、主病，以及相似脉、相兼脉的脉象及主病。

【**注释**】

①往来前却：一来一往，一前一后。却：退后意。

②流利展转：指滑脉往来流利，连续不断。

③替替然如珠之应指：滑脉往来流利，应指圆滑，如珠走盘。替替，交替不断。

④漉漉如欲脱：滑脉的搏动有如水珠渗脱之状。漉漉，不断渗出的水珠。

⑤滑脉如珠替替然：比喻滑脉的脉象有如珍珠在玉盘中滚动，连绵不断。

⑥往来流利却还前：滑脉应指圆滑流利，前后不断。

⑦莫将滑数为同类：滑脉和数脉不可混淆。数脉是跳动次数快，而滑脉除次数可能较快外，还应兼有往来流利，应指圆滑之象。

⑧数脉惟看至数间：强调数脉的特征是一息六至，跳动次数快。

⑨滑脉为阳元气衰：滑脉为阳脉，一般认为主痰饮、食积等实证，为何又称元气虚衰？其说不一，如《脉学求真》曰："或以气虚不能统摄阴火，脉见滑利者有之。"也有人认为是因元气衰微，不能摄持肝肾之火，以致血分有热，而脉象见滑的。录此备参。

⑩痰生百病食生灾：痰饮、食积等实邪壅盛于内，气实血涌，故见往来流利，应指圆滑之滑脉。

⑪上为吐逆下蓄血：滑脉主痰饮可导致胃失和降，胃气上逆的呕吐，也可主气血运行不利而见血蓄于下焦的蓄血证。

⑫女脉调时定有胎：滑脉不可尽视为病脉。如女子妊娠期，因气血充盛，常可触及滑脉。

⑬寸滑膈痰生呕吐：寸部见滑脉可主胸膈以上的上焦痰饮，肺的宣降失常导致咳喘，呕吐痰涎。

⑭吞酸舌强或咳嗽：寸部主心肺之上焦病变。心开窍于舌，痰浊阻滞心窍，可见舌强，言语不利，心肝火旺，胃失和降，可见呕吐酸水。在肺则可见咳嗽、气喘。

⑮当关宿食肝脾热：关部滑脉反映中焦病变，肝的阳气亢奋，木旺乘土，肝脾不和或肝气犯胃而致脾升降运化失常，故可见食积于内。

⑯渴痢癞淋看尺部：尺部滑脉多主下焦病变。可见消谷善饥，多饮多尿的"消渴"；也可见湿热蕴结膀胱，小便不利的"淋证"；又可见湿热阻滞大肠的痢疾；还可见于阴囊坠胀疼痛的"癞（tuí）疝"。癞疝，病名。指寒湿引起的阴囊肿大。

【语译】

滑脉的脉象，往来流利，应指圆滑，如盘走珠，持续不绝，又像不断滚动的水珠。

脉象及相类脉：滑脉如盘走珠，往来流利，持续不断，不要将滑脉与数脉相混淆，数脉的体察唯有看一息几至。

主病：滑脉为阳脉，主人体元气虚衰，或主痰饮、食积，或主在上的呕吐或在下的瘀血。育龄女子无病见滑脉可能为受孕。

分部主病：寸部见滑脉主上焦病变，可见痰饮、咳喘，或反酸呕吐，或舌体僵硬、语言不利。关部滑脉主中焦病变，可见宿食停滞，肝脾内热。尺部滑脉多主下焦病变，可见消渴、痢疾、小便不利及癞疝等。

【参考】

1. 滑脉多主痰饮、食滞、实热　其脉多因实邪壅盛于内，气实血涌，故脉往来流利，应指圆滑。若滑脉按之无力，可主元气虚衰，如《脉学辑要》云："然虚家有反见滑脉者，乃元气外泄之候。"

2. 现代医学认为滑脉多见于外感发热、急慢性胃肠炎、胶原性疾病（如系统性红斑狼疮）、恶性肿瘤以及贫血等。其产生的机制，可因血容量增加，心排出量大，血管弹性较好，末梢血管扩张而外周阻力降低而致。

3. 研究资料显示，正常人如年轻体健、月经期、运动后、饭后、饮酒、洗澡等，都可见滑脉。《中医脉学应用新进展》载：42.9%的健康人可呈现滑脉。

4. 妊娠期女子可见滑脉，多出现在妊娠2～9个月内。

（六）涩（阴）

【原文】 涩脉，细而迟，往来难①，短且散②，或一止复来③（《脉经》）。参伍不调④（《素问》）。如轻刀刮竹⑤（《脉诀》）。如雨沾沙⑥（《通真子》）。如病蚕食叶⑦。

（涩为阳气有余，气盛则血少，故脉来塞滞，而肺宜之。《脉诀》言：指下寻之似有，举之全无。与《脉经》所云，绝不相干。）

〔体状诗〕细迟短涩往来难，散止依稀应指间⑧。如雨沾沙容易散，病蚕食叶慢而艰。

〔相类诗〕参伍不调名曰涩，轻刀刮竹短而难。微似秒芒微软甚⑨，浮沉不别有无间⑩。

（细迟短散，时一止曰涩。极细而软，重按若绝曰微。浮而柔细曰濡，沉而柔细曰弱。）

〔主病诗〕涩缘血少或伤精⑪，反胃亡阳汗雨淋⑫。寒湿入营为血痹⑬，女人非孕即无经⑭。

寸涩心虚痛对胸，胃虚胁胀察关中⑮。尺为精血俱伤候，肠结溲淋或下红⑯。

（涩主血少精伤之病，女子有孕为胎病，无孕为败血。杜光庭云：涩脉独见尺中，形同代为死脉。）

【提要】 此段讲涩脉的脉象、主病，以及相似脉、相兼脉的脉象及主病。

【注释】
①往来难：指涩脉往来艰涩不畅，与滑脉相反。
②短且散：指涩脉脉象除往来艰涩外，还可兼见脉幅首尾俱短，不能满部以及

浮大虚散无根之象。

③一止复来：脉律不齐，时有一止。

④参伍不调：即脉律参差错杂，不甚调匀。参伍：错杂之意。

⑤轻刀刮竹：形容涩脉脉象有如用很轻的刀子去刮竹片，有艰涩不畅之感。

⑥如雨沾沙：像雨点粘结的沙团一样，稍触即散。亦有解为雨落沙上，涩滞难流。备参。

⑦病蚕食叶：涩脉有如得病之蚕进食桑叶，缓慢而艰难。

⑧散止依稀应指间：指涩脉指下感觉与散脉和歇止相似。

⑨微似秒芒微软甚：指微脉极细极软，有如禾芒。秒芒，即禾芒。

⑩浮沉不别有无间：指微脉无论是浮取和沉取，都似有似无，按之欲绝。

⑪涩缘血少或伤精：涩脉的出现可因血液虚亏，精气损伤，脉道枯涩不利所致。

⑫反胃亡阳汗雨淋：反胃，即胃气上逆而致呕吐；亡阳，即人体阳气骤然大量散失，从而导致生命垂危的病理变化。此指汗出过多而阳气亡失。剧烈呕吐或大量汗出，可致津伤血瘀，脉道不利，故可见涩脉。

⑬寒湿入营为血痹：血得温则行，得寒则凝，寒湿入于营血，寒凝血滞，故亦可见涩脉。

⑭女人非孕即无经：女子孕期见涩脉，为精血虚亏，不得安胎；无孕而见涩脉可因精血不足而致闭经。此外，对此句另有说法二：一是认为，涩主孕，见于三月；二是认为非孕就是不得怀孕。然详考时珍自注："涩主血少精伤之病，女子有孕为胎病，无孕为败血。"其义自明。

⑮胃虚胁胀察关中：关部涩脉，可主胃气虚损，肝失疏泄而见胁肋胀满不适。

⑯肠结溲淋或下红：尺部涩脉主下焦病变。可见大便秘结，小便不利，甚或便血。另有一说，下红指女子崩漏，录此备参。

【语译】

涩脉的脉象，细而迟缓，往来艰难，脉体短而散漫，偶见歇止，错综不调匀。有如轻刀刮竹，艰涩不畅；又如雨沾沙，稍按即散；又似病蚕食叶，缓慢而艰难。

脉象：涩脉细而迟缓，脉体短小，涩滞不畅，往来艰难。似散似止依稀难辨于指间，有如雨沾沙团，稍按即散，又如病蚕食叶，缓慢而艰难。

相类脉：脉见参差错杂，不甚调匀称为涩脉，有如轻刀刮竹，短涩不畅。微脉与涩脉略有相似，但其如禾芒一样极其微软，无论浮取或沉取，都觉似有若无。

主病：涩脉产生可因精伤血少，脉道枯涩，也可因剧烈呕吐，汗出过多而致。寒湿入于营血，导致血脉痹阻，女子孕期精血不足或闭经时，亦可见涩脉。

分部主病：寸部涩脉可主心气血虚亏不畅而见胸痛；关部涩脉可主胃气虚弱，肝失疏泄而见胸胁胀痛；尺部涩脉多主精血两伤，可见大便秘结，小便不利，甚或便血。

【参考】

1. 涩脉主伤精、血少、气滞血瘀、夹痰、夹食等。因其精亏血少，脉道不利，血行不畅，脉气往来艰涩，证因虚损，故脉涩无力；气滞血瘀或痰食内阻，使气机不畅，血行不利，亦可见涩脉，此涩脉多有力。

2. 现代医学认为涩脉可见于各种心血管疾病（如冠心病、心肌病）、动脉硬化、高血脂以及剧烈呕吐、腹泻等。其产生的机制与心肌收缩力降低，排出量减少，血容量减少，血液黏稠度增高，血管外周阻力增大等因素相关。

3. "参伍不调" 较多医家直释为"三五不齐"，似有不妥。因其与"结脉"相混。考"参伍不调"，出自《素问·三部九候论》。其原文为"参伍不调者病"。根据前后文义，也未明指"三五不齐"。明·张介宾注谓："三以相参，伍以相类，凡……往来出入无常者，皆病脉也。"但涩脉主气滞血瘀，脉律偶见一止，于理亦通。而偶见一止与"三五不齐"义理有别，读者自辨。

（七）虚（阴）

【原文】虚脉，迟大而软[①]，按之无力，隐指豁豁然空[②]（《脉经》）。

（崔紫虚云：形大力薄，其虚可知。《脉诀》言：寻之不足，举之有余。止言浮脉，不见虚状。杨仁斋言：状似柳絮，散漫而迟。滑氏言：散大而软，皆似散脉，非虚也。）

〔**体状相类诗**〕举之迟大按之松，脉状无涯类谷空[③]。莫把芤虚为一例，芤来浮大似慈葱[④]。

（虚脉浮大而迟，按之无力，芤脉浮大，按之中空。芤为脱血，虚为血虚。浮散二脉见浮脉。）

〔**主病诗**〕脉虚身热为伤暑⑤，自汗怔忡惊悸多⑥。发热阴虚须早治，养营益气莫蹉跎⑦。

血不荣心寸口虚⑧，关中胃胀食难舒⑨。骨蒸痿痹伤精血⑩，却在神门两部居⑪。

（《经》曰：血虚脉虚。曰：气来虚微为不及，病在内。曰：久病脉虚者死。）

【**提要**】 此段讲虚脉的脉象、主病，以及相似脉、相兼脉的脉象及主病。

【**注释**】

①迟大而软：虚脉来势迟缓，脉体宽大但举之无力，按之空虚。

②隐指豁然空：虚脉隐隐搏动于指下，按之豁然空虚。

③脉状无涯类谷空：指虚脉的脉象是指下豁然空虚，像无边无际的空谷一般。

④莫把芤虚为一例，芤来浮大似慈葱：虚脉和芤脉都可见脉象浮大，但虚脉三部举按皆无力，而芤脉似慈葱般边实而中空。慈葱：食用葱的一种。

⑤脉虚身热为伤暑：暑性炎热，易伤津耗气，气阴两伤，脉道失充，故伤暑可见虚脉。

⑥自汗怔忡惊悸多：心主神志，在液为汗。无论是外感抑或内伤，汗出过多均可损伤心神，出现惊悸怔忡。惊悸怔忡：症状名，一般指较剧烈的心慌心跳伴有惊悸感。

⑦发热阴虚须早治，养营益气莫蹉跎：阴虚内热之人常见低热、盗汗，导致气阴两伤，故应早治，多采用滋阴兼益气的治法，以免延误病情。蹉跎（cuō tuó，搓佗），耽误时间。

⑧血不荣心寸口虚：寸部虚脉主上焦虚损。多见于心的气血不足。

⑨关中胃胀食难舒：关部虚脉主中焦虚损，脾胃气虚，运化功能减退，故可见脘腹胀满，纳食难化。

⑩骨蒸痿痹伤精血：骨蒸：指阴虚内热，犹自骨髓透发。痿痹：病名，出《素问·气交变大论》："暴挛痿痹，足不任身。"症见肌肉关节疼痛，痿软无力，不能承受身体，甚或痿废不用。此病多属虚证，故可见虚脉。

⑪却在神门两部居：指痿痹等下焦虚损病变可在尺部触及到虚脉。神门，尺部脉的别称，见王叔和《脉经》："神门决断两在关后。"此非指手少阴心经的"神门"穴。

【语译】

虚脉的脉象是来势迟缓，脉体宽大但触之无力，隐隐搏动于指下，按之豁然空虚。

脉象及相类脉：虚脉轻取迟缓而大，稍加用力更觉松软无力，指下豁然空虚犹如无涯空谷一般。但虚脉与芤脉不可混同，芤脉虽然也有浮大之象，但仔细体察却像触及葱管一样外坚而中空。

主病：夏季脉虚身热可因外感暑热，耗气伤津所致，汗出过多损及于心，可见心慌心跳并伴有惊慌恐惧。阴虚内热须尽早治疗，养阴益气而莫失时宜。

分部主病：寸部虚脉可主阴血不足，血不养心。关部虚脉可因脾胃虚损，纳食难化。而两尺部的虚脉可主骨蒸潮热，精血内伤或肢体痿软无力，甚至不用。

【参考】

虚脉的脉象为三部脉举之无力，按之空虚，主病为虚证。其产生的机理是气虚不足以运血，故脉来无力；血虚不足以充脉，故按之空虚。

现代医学认为，虚脉的产生机理，可因血容量减少，血管充盈度不够；心脏衰弱，搏动无力，心排出量减少，或外周血管阻力降低，血压较低等因素所导致。临床可见于心脏功能衰弱、低血压、贫血、虚脱以及休克。

（八）实（阳）

【原文】 实脉，浮沉皆得①，脉大而长微弦②，应指愊愊然③（《脉经》）。

（愊愊，坚实貌。《脉诀》言：如绳应指来，乃紧脉，非实脉也。）

〔**体状诗**〕浮沉皆得大而长，应指无虚愊愊强。热蕴三焦成壮火④，通肠发汗始安康⑤。

〔**相类诗**〕实脉浮沉有力强，紧如弹索转无常^⑥。须知牢脉帮筋骨^⑦，实大微弦更带长^⑧。

（浮沉有力为实，弦急弹人为紧，沉而实大，微弦而长为牢。）

〔**主病诗**〕实脉为阳火郁成^⑨，发狂谵语吐频频^⑩。或为阳毒或伤食^⑪，大便不通或气疼^⑫。

寸实应知面热风，咽疼舌强气填胸^⑬。当关脾热中宫满^⑭，尺实腰肠痛不通^⑮。

（《经》曰：血实脉实。曰：脉实者，水谷为病。曰：气来实强是谓太过。《脉诀》言尺实小便不禁，与《脉经》尺实小腹痛、小便难之说相反。洁古不知其谬，《诀》为虚寒，药用姜、附，愈误矣。）

【**提要**】 此段主要讲实脉的脉象、主病，以及相似脉、相兼脉的脉象和主病。

【**注释**】

①浮沉皆得：实脉无论是浮取或沉取皆有力。

②脉大而长微弦：实脉脉体宽大而长而略有弦象。

③应指愊愊然：指下感觉坚实有力。愊愊（bì），坚实之意。

④热蕴三焦成壮火：实热之邪郁结于三焦，可致三焦火热。壮火，语出《素问·阴阳应象大论》。指阳气有余，导致实火。此属病理之火。

⑤通肠发汗始安康：实热证在部位上有表里之分。在表的实热可解表发汗散热；而在里的实热则可通腑泻火以清泻里热，即所谓"釜底抽薪"。

⑥紧如弹索转无常：紧脉虽然也搏动有力，但其特征是脉来绷急，有如牵绳转索，左右弹指而有别于实脉。

⑦须知牢脉帮筋骨：牢脉虽然也搏动有力，但必须沉取推筋着骨始得，不像实脉无论沉取或浮取都坚实有力。

⑧实大微弦更带长：指牢脉实大弦长，也有与实脉相似之处。

⑨实脉为阳火郁成：实脉属阳，可因火热郁结而成。

⑩发狂谵语吐频频：火热之邪扰动心神，可以出现狂躁妄动，胡言乱语。邪热犯胃，胃失和降则可见呕吐频频。

⑪或为阳毒或伤食：实脉有的见于阳热郁结于体表局部酿成疮疡，或内伤食滞

积于胃肠。

⑫大便不通或气疼：大便不通则腑气不畅，气滞不通，不通则痛。

⑬咽疼舌强气填胸：寸部实脉可主上焦火热。"喉为肺之门户"，故肺热可见咽喉肿痛；心开窍于舌又主神志，故火热扰心可见舌体僵硬，语言不利，气满填胸，神识不爽。

⑭当关脾热中宫满：关部实脉可主脾胃蕴热，脘腹胀满。中宫：指脾胃。因脾胃位于人体中焦故有此称。

⑮尺实腰肠痛不通：尺部实脉主下焦病变，临床可见腰部疼痛、大肠积滞、腹痛、便秘等腑气不通之症。

【语译】

实脉的脉象无论浮取或沉取都可明显触及，脉体宽大而长略有弦象，指下感觉坚实有力。

脉象：实脉浮取沉取皆宽大而长，指下坚实，搏动有力。邪热蕴结而成三焦实火，采用解表发汗或通腑泻热治法才得康复。

相类脉：实脉浮取或沉取均坚实有力，而紧脉则如牵绳转索，左右弹指；而牢脉的特点是只有沉取方可触及，脉象坚实微弦，脉体宽大而长。

主病：实脉属阳主火热亢盛，可见狂躁胡言或呕吐频频。有的为阳热蕴结成疮，有的为内伤食滞，大便不通或腹部胀满疼痛。

分部主病：寸部实脉主头面部风热，见咽喉肿痛，舌体僵硬或气结于胸；关部实脉主脾胃蕴热见脘腹胀满；尺部实脉可见腰腹痛，大便不通。

【参考】

1. 实脉的脉象及机制是三部脉举按皆有力，见于各种实证。其产生的机制是邪气亢盛而正气相对不衰，邪正剧烈交争，功能亢奋，气血壅盛，充实于脉道，故应指有力。

现代医学认为，实脉的出现，其血容量，心排出量和外周血管阻力均较正常稍高。临床可见高热，大便秘结，精神亢奋或狂躁等症状。

2. 实脉主实证，从病性看当有实热、实寒之别，而时珍所举多为实热，几未涉及实寒，读者当注意分辨。

（九）长（阳）

【原文】 长脉，不大不小①，迢迢自若②（朱氏）。如循长竿末梢，为平③；如引绳，如循长竿，为病④（《素问》）。

（长有三部之长，一部之长，在时为春，在人为肝；心脉长，神强气壮；肾脉长，蒂固根深。《经》曰：长则气治，皆言平脉也。）

〔**体状相类诗**〕过于本位脉名长⑤，弦则非然但满张⑥。弦脉与长争较远⑦，良工尺度自能量⑧。

（实、牢、弦、紧皆兼长脉。）

〔**主病诗**〕长脉迢迢大小匀，反常为病似牵绳⑨。若非阳毒癫痫病，即是阳明热势深⑩。

（长主有余之病。）

【提要】 此段讲长脉的脉象、主病，以及其相似脉，相兼脉的脉象与主病。

【注释】

①不大不小：指脉位既不过大，又不过小，属正常脉位。

②迢迢自若：脉体悠长而柔和自如。

③如循长竿末梢，为平：喻触摸长脉如手持长竿末梢一样，悠长柔和而有弹性，这是正常脉象。

④如引绳，如循长竿，为病：如果有的长脉如拉紧的绳索一样，毫无柔和之象，或者像循摸到长竿一样唯有硬直之象，则属于病脉。

⑤过于本位脉名长：指脉位超过寸、尺部位，如超过寸部至鱼际的称为"溢脉"，而向下超过尺部的又称"覆脉"。

⑥弦则非然但满张：弦脉与长脉不同，其脉气紧张如按琴弦，缺乏柔和之象。

⑦弦脉与长争较远：长脉与弦脉比较，其脉体比弦脉更长。

⑧良工尺度自能量：长脉虽与弦脉有相似之处，而高明的医生还是能够正确分辨。工，此指医生。

⑨反常为病似牵绳：长脉应见柔和之象，若反见牵绳般紧张，即为反常的病脉。

⑩若非阳毒癫痫病，即是阳明热势深：长脉可主阳热亢盛，邪热夹痰扰乱神明，即可见癫痫。或邪热蕴结于肠胃导致高热，大便干结不通。阳明，本意为手阳明大肠，足阳明胃，此合指胃肠。

【语译】

长脉的脉象为脉体不大不小，有如触摸长竿末梢一样，悠长、柔和而和缓自如，是为正常脉象。而如果像触及到拉紧的绳索一样缺乏柔和之感或像循摸到长竿一样唯有硬直之象，则是病脉。

脉象及相类脉：脉体超过寸部和尺部的即为长脉，弦脉与长脉不同，缺乏柔和之象而紧张度高。弦脉与长脉的区别在于脉体的长与短，高明的医生自然能够分辨。

主病：长脉来时大小均匀，柔和而悠长。若脉来如牵绳般紧张，则为病脉。或可见痰火内扰之癫痫，或可见热结胃肠之里热炽盛。

【参考】

长脉的脉象特征是首尾端直，超过本位。长脉有常脉和病脉之分。若脉长而柔和舒缓，是气血亏盈，脉道流畅的常人脉象。若脉长缺乏柔和唯见硬直紧张，即为病脉。主肝阳有余阳热内盛。因其邪热内盛，鼓动气血充斥于脉道，故有此象。

现代医学认为，长脉有生理性长脉和病理性长脉之分。单纯性长脉见于健康人，部分与个体桡动脉走行差异有关。有些长寿的老人可见两尺脉长而滑实。病理性长脉多兼弦、实、牢脉，所主之病也多同于弦、实、牢脉。

（十）短（阴）

【原文】 短脉，不及本位①（《脉诀》）。应指而回，不能满部②（《脉经》）。

（戴同父云：短脉只见尺寸，若关中见短，上不通寸，下不通尺，是阴阳绝脉，必死矣。故关不诊短。黎居士云：长短未有定体，诸脉举按之，附过于本位者为长，不及本位者为短。长脉属肝宜于春，短脉属肺宜于秋。但诊肝肺，长短自见。短脉两头无，中间有，不及本位，乃气不足以前导其血也。）

〔**体状相类诗**〕两头缩缩名为短③，涩短迟迟细且难④。短涩而浮秋喜见⑤，三春为贼有邪干⑥。

（涩、微、动、结皆兼短脉。）

〔**主病诗**〕短脉惟于尺寸寻，短而滑数酒伤神⑦。浮为血涩沉为痞⑧，寸主头痛尺腹痛⑨。

（《经》曰：短则气病，短主不及之病。）

【**提要**】 此段讲短脉的脉象、主病，以及相似脉、相兼脉的脉象与主病。

【**注释**】

①不及本位：短脉脉体短小，寸部、尺部脉体均不足。

②应指而回，不能满部：搏动短暂，应指即回，不能充实于寸部、尺部。

③两头缩缩即为短：短脉既不能满于寸，又不能满于尺，故称"两头缩缩"。

④涩短迟迟细且难：涩脉虽然也可见脉体偏短，但与短脉不同之处还有脉体偏细，往来艰难迟缓。

⑤短涩而浮秋喜见：秋季阳气初敛，气血运行不似夏气涌盛，故脉象见浮略有短涩。这是人体阴阳气血与四季保持协调之象，故称"秋喜见"。

⑥三春为贼有邪干：春季自然界变化是"阴消阳长"，气血运行渐盛而应见长脉、弦脉，今反见短脉，则可视为邪犯于内的病脉。此外，中医认为长脉应于春，属木；短脉应于秋，属金。春季不见长脉反见短脉，是为"金来乘木"，故春季见短脉为逆。贼，即《难经·五十难》所说五邪之中的"贼邪"。"从所不胜来者，为贼邪"。上文注"金来乘木"，即是此意。

⑦短而滑数酒伤神：酒为纯谷之液，过量饮酒，湿热内生，气实血涌，故脉来短促而见滑数。

⑧浮为血涩沉为痞：短脉见浮为血少而涩，血少不能敛阳则见脉浮；若短脉兼沉则为胸腹痞满，因气血阻滞故见脉沉。痞：指胸腹堵闷不舒，或指腹部积块。

⑨寸主头痛尺腹痛：寸部短脉主上焦病变，故可见头痛；尺部短脉主下焦病变，故可见腹痛。这里的头痛腹痛只是例举寸分主上下，临证时不可拘泥。

【**语译**】

短脉的脉象为脉体短小，且搏动短暂，应指即回，不得充达于寸部或尺部。

脉象及相类脉：脉来既不能充满寸部又不能充满尺部是为短脉，而涩脉除脉体短小还兼见细迟，往来艰难。若秋季见脉短涩而浮属正常脉象，而春季见短脉则是贼邪来犯的病脉。

主病：短脉的诊察主要是视其能否充满于寸部或尺部。短脉兼见滑数可能是嗜酒酿成湿热，短脉兼浮可主血液涩少，短而兼涩可能是胸腹痞满。寸部短脉主上焦头痛，尺部短脉主下焦腹痛。

【参考】

短脉的成因多因阳气不足，无力鼓动血液的运行，故脉短而无力。但也可因气滞血瘀，痰食阻滞使脉道不畅而见短脉，但必是短而有力，故短脉也不尽主虚证。

现代医学认为，短脉是指桡动脉搏动的长度短于正常人。临床多见于风湿性心脏瓣膜患者。其产生机制可因血流缓慢，血容量不足而致。也有少数人因汗出过多使血容量暂时减少或由于桡动脉走向有异而见短脉，不可视为病理性脉象。

（十一）洪（阳）

【原文】 洪脉，指下极大（《脉经》）。来盛去衰①（《素问》）。来大去长②（《通真子》）。

（洪脉在卦为离，在时为夏，在人为心。《素问》谓之大，亦曰钩。滑氏曰：来盛去衰，如钩之曲，上而复下。应血脉来去之象，象万物敷布下垂之状。詹炎举言如环珠者，非。《脉诀》云：季夏宜之，秋季、冬季，发汗通阳，俱非洪脉所宜，盖谬也。）

〔体状诗〕脉来洪盛去还衰③，满指滔滔应夏时④。若在春秋冬月分，升阳散火莫狐疑⑤。

〔相类诗〕洪脉来时拍拍然⑥，去衰来盛似波澜。欲知实脉参差处⑦，举按弦长愊愊坚⑧。

（洪而有力为实，实而无力为洪。）

〔主病诗〕脉洪阳盛血应虚，相火炎炎热病居⑨。胀满胃翻须早治⑩，阴虚泻痢可踌躇⑪。

寸洪心火上焦炎，肺脉洪时金不堪^⑫。肝火胃虚关内察^⑬，肾虚阴火尺中看^⑭。

（洪主阳盛阴虚之病，泄痢、失血、久嗽者忌之。《经》曰：形瘦脉大多气者死。曰：脉大则病进。）

【提要】 此段讲洪脉的脉象、主病、相似脉、相兼脉的脉象及主病。

【注释】

①来盛去衰：指洪脉虽来势极大，但去势渐衰。

②来大去长：洪脉不但来势极大，而且去势的衰减也是缓缓而逝的。

③脉来洪盛去还衰：洪脉来时如洪水滔滔，来势极盛，去势渐衰。

④满指滔滔应夏时：阳气旺于夏，人亦应之，阳气充盛，血运有力，故可见洪脉。

⑤若在春秋冬月分，升阳散火莫狐疑：洪脉应于夏气，若在其他季节触及洪脉，可能是阳气闭郁于内的火热证，故应即刻采用辛凉清解，升阳散火之法。对此句原文，另有一说：升阳散火所治之洪脉，乃饮食劳倦伤脾，脾气下陷，阳气不得升发，阴火内炽而上乘，其脉乃洪。此即东垣所说之"内伤发热"，其脉洪大而头痛。治以辛甘健脾。脾之清阳升发，上乘之贼火才能敛降。若误以为实热，妄施寒凉，戕伐脾胃，元气更伤，阴火愈炽。必以甘温除之。录此备参。

⑥洪脉来时拍拍然：形容洪脉来势极盛，有如洪涛拍岸。

⑦欲知实脉参差处：意指洪脉与实脉的不同之处。参差（cēn cī）：大小长短高低不等。这里指差别。

⑧举按弦长幅幅坚：实脉与洪脉的区别在于，没有明显的来盛去衰之象，而是无论浮取抑或沉取均实大弦长，应指有力。

⑨相火炎炎热病居：相火，主要指肝肾之火。肝肾阴虚，阴不制阳，相火妄动，酿成阴虚火旺之证。阴不敛阳，阳气亢盛于外，故见洪脉。

⑩胀满胃翻须早治：若邪热犯胃，胃失和降，胃气上逆而见恶心，呕吐者，应及时清泻胃火，以防病久劫夺胃阴，损伤脾胃之气。

⑪阴虚泄痢可踌躇：阴虚泄痢多为虚实夹杂的复杂证候，妄泻可进一步损伤阴液，妄补则又有留邪之虞。临证时应仔细分辨，以防虚虚实实之误。踌躇（chóu chú，愁除）：犹豫不定。这里作"慎重"解。"踌躇"，一本作"愁如"，义近。

⑫肺脉洪时金不堪：肺脉应于秋，属金；洪脉应于夏，属火。今肺病反见洪脉，

为火来乘金，病势转重。

⑬肝火胃虚关内察：左关部主肝，右关部主胃。肝在五行中属木，胃在五行中属土。关部见洪脉，主肝火亢盛，"木旺乘土"，损伤胃气，故有此语。

⑭肾虚阴火尺中看：尺部主下焦病变。尺部见洪脉，可主肾阴不足，阴不制阳的阴虚火旺之证。

【语译】

洪脉的形体在指下的感觉是极其粗大的，它的搏动，不仅来的时候显得势极充盛，去的时候也是缓缓减弱，要在较长的时间内才能消逝，这就叫做"去衰"。

脉象：洪脉的搏动，不仅来势极其充盛，去势亦是渐次减弱的。当指下触到的时候，总有一种极其盛大的感觉，这见于夏天是合乎时令的。若在春、秋、冬三个季节出现洪脉，乃是阳热亢盛的病变。如果是因于寒邪遏抑阳气，火热内郁，还当用"升阳散火"的方法进行治疗，这是不用犹豫的。

相类脉：洪脉的搏动，在指下一来一往很有劲，好比壮阔的波澜一样，根脚极其阔大。但它与实脉却有差别，因为实脉没有阔大的根脚，实脉无论轻举或重按都有弦长而坚硬的感觉。

主病：脉来洪大，总属于阳热亢盛、阴血虚少的病变。尤其是在心火上炎的时候，脉多见洪。但也有虚和实的区分。如果胃热郁盛，胀满反胃而见脉洪的，多属实证，当及时清泻胃热。如果泄泻或下痢，反见洪脉的，这是阴津大伤、阳热尤亢的虚证，急宜养阴以清热，不能当做实证治。这虚实之间，最要慎重考虑。

分部主病：当心火上炎的时候，常见咽干喉痛，口疮痈肿，左寸脉多见洪。假使肺中火热炽盛，咳嗽气喘，胸痛咯血，右寸脉多见洪。若是肝阳亢盛，脾胃津伤，两关脉多见洪。肾精亏损，阴火不能潜藏时，两尺脉多见洪。总之，无论上、中、下三部，只要出现洪脉，多半是属于火热亢盛的病变。

【参考】

1. 洪脉一般主实热证　由于内热炽盛，经脉势张，气盛血涌，故见洪脉。若久病正气大伤之人突见洪脉，则可能属阴液枯竭，阴不敛阳，阳气欲脱的危重证候。

现代医学认为，洪脉可见于感染性疾病引起的持续高热、甲状腺功能亢进、心脏瓣膜病等。其产生的机制与心排出量增多、外周动脉扩张、收缩压增高、舒张压降低、脉压增加和血流速度增快等因素有关。

2. 正常人有时也可见洪脉，如夏季高温、饮酒以及某些运动员和重体力劳动者。

（十二）微（阴）

【原文】 微脉，极细而软，按之如欲绝，若有若无[①]（《脉经》）。细而稍长[②]（戴氏）。

（《素问》谓之小。又曰：气血微则脉微。）

〔**体状相类诗**〕微脉轻微瞥瞥乎[③]，按之欲绝有如无。微为阳弱细阴弱[④]，细比于微略较粗[⑤]。

（轻诊即见，重按如欲绝者，微也。往来如线而常有者，细也。仲景曰：脉瞥瞥如羹上肥者，阳气微；萦萦如蚕丝细者，阴气衰；长病得之死，卒病得之生。）

〔**主病诗**〕气血微兮脉亦微，恶寒发热汗淋漓[⑥]。男为劳极诸虚候[⑦]，女作崩中带下医[⑧]。

寸微气促或心惊，关脉微时胀满形[⑨]。尺部见之精血弱，恶寒消瘅痛呻吟[⑩]。

（微主久虚血弱之病，阳微恶寒，阴微发热。《脉诀》云：崩中日久肝阴竭，漏下多时骨髓枯。）

【提要】 此段讲微脉的脉象、主病，相似脉、相兼脉的脉象及主病。

【注释】

①按之如欲绝，若有若无：形容微脉极其微弱，似有似无，隐隐蠕动于指下。

②细而稍长：形容微脉虽然极其虚弱，但仔细体察，还是可以隐隐触及，不曾真正断绝。

③微脉轻微瞥瞥乎：瞥（piē），水中漂游状。这里指微脉轻软无力。

④微为阳弱细阴弱：微脉与细脉有别，微脉细软无力，按之若有若无，而细脉

为但细无软，应指明显。微脉主阳气虚弱，细脉多主阴血不足。

⑤细比于微略较粗：指微脉较之细脉，其脉体显得更细。

⑥恶寒发热汗淋漓：微脉主虚损。阳气不足则见畏寒肢冷，阴液亏虚则见虚热内生，若阳气暴脱，卫外不固则可见大汗淋漓。冷汗，汗出如珠。

⑦男为劳极诸虚候："劳则气耗"，劳伤太过，阳气受损，故见微脉。男为阳，主气，故微脉于男子多主劳损。

⑧女作崩中带下医：女子微脉可主崩漏、带下诸疾。崩漏气随血脱，带下可因脾虚水湿不运，故均可见微脉。

⑨关脉微时胀满形：关部主中焦病变，关部微脉可主脾胃虚弱，运化无力，故可见脘腹胀满，但其多见腹胀时消，当与气滞腹胀之实证有别。

⑩恶寒消瘅痛呻吟：尺部微脉主下焦虚损。肾阳虚衰，温煦功能减退，故见畏寒肢冷。消瘅，病名，出《素问·评热病论》等。瘅（dān，丹），热证或湿热证。消瘅，一指消渴病（类于今之糖尿病），还可分为上消、中消和下消；二指心、肝、肾脏的虚损。若为前者，多指下消，症见多尿，病位多在肾；若为后者，也多为肾脏虚损。

【语译】

微脉的脉象按之极其细软，似有似无，仿佛将要断绝，但仔细体察是细而稍长，连续不绝。

脉象及相类脉：微脉极其细软轻漂无力，按之欲绝似有似无。微脉主阳气虚损而细脉多主阴血不足，细脉较之微脉略显稍微粗大一些。

主病：微脉主气血不足，或见于虚寒、虚热以及汗出难止。男子微脉多见于各种劳损，女子微脉多主崩漏、带下诸疾。

分部主病：寸部微脉可主肺气虚损的气喘或心阳不敛的惊悸；关部微脉可主脾虚腹胀；尺部微脉可主精血不足或虚寒内生和消渴虚损等。

【参考】

微脉主阳衰气少，阴阳气血俱虚。阴阳气血俱虚，脉道不充，无力鼓动，故见微脉。久病脉微可主正气将绝，新病脉微可见于阳气暴脱。

现代医学认为，微脉与心脏衰弱，心排出量减少，动脉血管充盈不足有关。此外，外周阻力增加，脉压差低也可出现微脉。微脉可见于休克初期、低血压患者。临终前患者，也多出现微脉，当视为危候。

（十三）紧（阳）

【原文】 紧脉，往来有力，左右弹人手①（《素问》）。如转索无常②（仲景）。数如切绳③（《脉经》）。如纫箄线④（丹溪）。

（紧乃热为寒束之脉，故急数如此，要有神气。《素问》谓之急。《脉诀》言：寥寥入尺来。崔氏言：如线，皆非紧状。或以浮紧为弦，沉紧为牢，亦近似耳。）

〔**体状诗**〕举如转索切如绳，脉象因之得紧名。总是寒邪来作寇⑤，内为腹痛外身疼⑥。

〔**相类诗**〕见弦、实。

〔**主病诗**〕紧为诸痛主于寒，喘咳风痫吐冷痰⑦。浮紧表寒须发越⑧，紧沉温散自然安⑨。

寸紧人迎气口分，当关心腹痛沉沉。尺中有紧为阴冷，定是奔豚与疝疼⑩。

（诸紧为寒为痛，人迎紧盛伤于寒，气口紧盛伤于食，尺紧痛居其腹。中恶浮紧，咳嗽沉紧，皆主死。）

【提要】 此段讲紧脉，与紧脉相关的脉象和主病。

【注释】

①左右弹人手：紧脉脉来紧急，像触摸绷紧并左右转动的绳索一样，称之为左右弹手。

②如转索无常：指紧脉脉形如转动的绳索一样，左右弹动而无常位。

③数如切绳：紧脉切之如转动的绳索，左右旋转，脉位频繁变动。

④如纫箄线：形容紧脉的脉象有如连结竹筏的绳索那样紧张有力。箄（pái，排）：筏。

⑤总是寒邪来作寇：寒主收引。寒邪入侵人体，导致经脉拘急紧张，故见紧脉。

⑥内为腹痛外身疼：紧脉主寒证，寒凝血滞，气血不通，不通则痛。在外可见头身疼痛，在内可见脘腹冷痛。

⑦喘咳风痫吐冷痰：风寒束肺，导致肺的宣降失常，故可见咳嗽、气喘、咳吐清冷痰涎。风痫，病名。其说不一，如《诸病源候论》谓热病的一种；《圣济总录》谓痫病的一种；《备急千金要方》谓小儿痫病的一个类型；《证治准绳》谓外感风邪而致的抽搐。这里似指风寒之邪入侵人体导致筋脉拘急不利，而见肢体痉挛抽搐，为近义。

⑧浮紧表寒须发越：浮紧脉主表寒证，治宜辛温发散解表。

⑨紧沉温散自然安：沉紧主里寒，治宜用温热药祛散里寒。

⑩定是奔豚与疝疼：尺脉主下焦疾病，下焦阴寒，肾之温煦气化不利，水寒之气上冲发为"奔豚"。或寒滞下焦发为寒疝，症见腹部拘挛疼痛。奔豚（tún，屯）：古病名。症见脐上悸动，如小猪上冲咽喉，伴有胸腹疼痛，故有此称谓。

【语译】

紧脉的脉象来去皆紧张有力，指下触之如转动的绳索左右无常位，又如触及在连接竹筏的绳索上，绷急而有力。

脉象：紧脉的脉象无论浮取或沉取，均如绷急而旋转的绳索一样紧张有力，故称之为紧脉。

相类脉：见弦脉、实脉。

主病：紧脉主寒证、痛证，风寒束肺可见咳嗽、气喘、咳吐清冷痰涎，或寒凝筋脉而见肢体痉挛甚或抽搐。浮紧属表寒宜辛温发散，而沉紧主里寒则宜温热散寒。

分部主病：寸部紧脉有左手、右手之分，左寸为"人迎"，右寸为"气口"。关部紧脉主中焦寒证，可见脘腹冷痛。尺部紧脉主下焦阴寒，可出现阴寒之气由腹部上冲咽喉的"奔豚"或寒凝下焦的疝痛。

【参考】

紧脉主寒、主痛、主宿食。为寒邪入侵人体，寒主收引凝滞，寒邪与正气相搏，导致经脉紧张而拘急，故见紧脉。

现代医学认为，紧脉的脉理可因感染性疾患刺激体温调节中枢，使皮肤血管收缩，外周阻力增大，血流量减少，皮肤温度下降，竖毛肌痉挛，使血管绷紧，故可触及紧脉。紧脉多见于感染性疾患所致寒战发热或较剧烈的疼痛时。此外，痉挛抽搐的患者，亦可见紧脉。

（十四）缓（阴）

【原文】 缓脉，去来小驶于迟①（《脉经》）。一息四至②（戴氏）。如丝在经，不卷其轴③，应指和缓，往来甚匀（张太素）。如初春杨柳舞风之象（杨玄操）。如微风轻飐柳梢④（滑伯仁）。

（缓脉在卦为坤，在时为四季，在人为脾。阳寸、阴尺，上下同等，浮大而软，无有偏胜者，平脉也。若非其时，即为有病。缓而和匀，不浮、不沉、不疾、不徐、不微、不弱，即为胃气。故杜光庭云：欲知死期何处取？古贤推定五般土。阳土须知不遇阴，阴土遇阴当细数。详《玉函经》。）

〔体状诗〕缓脉阿阿四至通，柳梢袅袅飐轻风⑤。欲从脉里求神气，只在从容和缓中⑥。

〔相类诗〕见迟脉。

〔主病诗〕缓脉营衰卫有余⑦，或风或湿或脾虚。上为项强下痿痹⑧，分别浮沉大小区⑨。

寸缓风邪项背拘⑩，关为风眩胃家虚⑪。神门濡泄或风秘⑫，或是蹒跚足力迂⑬。

（浮缓为风，沉缓为湿，缓大风虚，缓细湿痹，缓涩脾虚，缓弱气虚。《脉诀》言：缓主脾热口臭、反胃、齿痛、梦鬼之病。出自杜撰，与缓无关。）

【提要】 此段讲缓脉的脉象和主病。

【注释】

①小驶于迟：指缓脉比迟脉稍快。"驶"，（jué，决）。古良马名，此意为"快"。

②一息四至：一次呼吸之间脉跳达四次。

③如丝在经，不卷其轴：缓脉的脉象有如触及在织机上没有转紧的经线一样，柔软舒缓，紧张度不高。

④如微风轻飐（zhǎn，展）柳梢：缓脉又如微风吹拂柳梢一样轻柔而和缓。

⑤缓脉阿阿四至通，柳梢袅袅飐轻风：缓脉一息四至，脉象柔和舒缓。阿阿，这里作舒缓解。袅（niǎo，鸟），细长柔软的东西随风摆动貌。

⑥欲从脉里求神气，只在从容和缓中：脉贵有神，其脉象应为从容和缓有力，指有神脉虽然触之有力，但应具有内在柔和之象，这是常脉。

⑦缓脉营衰卫有余：病理性缓脉可主营卫不和。如《伤寒论》所说"中风"，即风伤于卫，卫强营弱之证，故见浮缓脉。

⑧上为项强下痿痹：项强为头项强直。如风邪侵及太阳经，太阳经气不利，可见头项部拘急不利（颈项部为太阳经脉分布之处）。痿痹为肌肉痿软，筋脉弛缓，肢体活动无力，甚或不用。风湿之邪入侵人体，脾胃虚弱，气血生化无源，肺热伤津以及肝肾亏虚等，均可导致痿痹。

⑨分别浮沉大小区：缓脉有生理、病理之分。病理性缓脉主病也有表里虚实不同，故还应结合脉象的浮沉大小加以具体区分。

⑩寸缓风邪项背拘：寸部缓脉可主上焦病变。如风寒之邪入侵，太阳经气不利，则可见项背拘急不利。

⑪关为风眩胃家虚：关部缓脉主中焦疾病。邪犯肝经，可见头目眩晕；也可见于中焦脾胃虚弱。

⑫神门濡泄或风秘：尺部缓脉主下焦疾病。如肾阳不足，导致脾肾阳虚，运化失常，则可见大便泄泻；风秘为病证名。风邪犯肺传及大肠，"风动津泄"，导致大肠津枯便秘。

⑬或是蹒跚足力迁：蹒跚（pán shān，盘山），走路重心不稳，行动艰难。如湿邪阻滞于下焦，导致关节屈伸不利；或肝肾不足，筋脉失养均可导致此证。

【语译】

缓脉的脉象为来去稍快于迟脉，一次呼吸之间脉跳达四次，有如触及在织布机上没有拉紧的经线一样，应指柔和舒缓，往来节律均匀，既像春风轻柔吹动杨柳，又像微风轻拂柳梢。

脉象：缓脉柔和舒缓，一息四至，有如微风轻拂过柳梢。若想察知脉中是否有神气，就看脉搏是否从容和缓。

相类脉：见迟脉。

主病：缓脉主营卫不和的卫强营弱，有的主伤风、伤湿，有的主脾虚。在上可见颈项强直，在下可见肢体痿软，甚或不用。诊察缓脉时还应结合脉象的浮沉大小，以进一步分清病证的表里虚实。

分部主病：寸部缓脉主外感风邪而致颈项脊背拘急不利。关部缓脉主肝经不利之眩晕或脾胃虚弱。尺部缓脉可主脾肾阳虚的泄泻或大肠津枯便秘，也可见于肝肾不足之足膝酸软，行走不利。

【参考】

缓脉多主湿病，脾胃虚弱。脾胃虚弱，脉道气血不充，鼓动无力；湿邪内困，阻滞气机，气血运行滞缓，故见缓脉。缓脉不可尽作病脉论，正常人的脉象也应从容和缓，所以具体临证时应四诊合参，正确辨治。此外，缓脉与迟脉有别，其较之迟脉不唯至数稍快，还指缓脉脉象舒缓柔和。

现代医学认为缓脉可见于正常人，脉搏和缓；一息四至，每分钟脉跳大约在60～70次之间。而病理性缓脉要结合其他脉象综合分析。如风湿热可见缓滑脉，而病毒性感冒初起可见浮缓脉。又如"肠伤寒"病，虽身发高热而不扬，但又见相对缓脉，提示湿遏热伏。

（刘兴仁）

（十五）芤（阳中阴）

【原文】 芤①脉，浮大而软，按之中央空，两边实（《脉经》）。中空外实，状如慈葱②。

（芤，慈葱也。《素问》无芤名。刘三点云：芤脉何似？绝类慈葱，指下成窟，有边无中。戴同父云：营行脉中，脉以血为形，芤脉中空，脱血之象也。《脉经》云：三部脉芤，长病③得之生，卒病③得之死。《脉诀》言：两头有，中间无，是脉断截矣。又言：主淋沥④、气入小肠。与失血之候相反，误世不小。）

〔**体状诗**〕芤形浮大软如葱，边实须知内已空。火犯阳经⑤血上溢，热侵阴络⑤下流红。

〔**相类诗**〕中空旁实乃为芤，浮大而迟虚脉呼。芤更带弦名曰革，血亡芤革血虚虚。

〔**主病诗**〕寸芤积血⑥在于胸，关里逢芤肠胃痈。尺部见之多下血，赤淋⑦红痢漏崩⑧中。

【提要】 芤脉属浮脉之类，脉象浮大而软，如按葱管，多因失血过多，脉道不充，阳气虚浮而未骤减，故脉形暂时形体稍大，但总属大虚之候，同时论及与芤脉相似的虚、革两脉的脉象与主病。

①芤：葱的别名。《本草纲目·卷二十六·葱》："芤者，草中有孔也，故字从孔，芤脉象之。"

②慈葱：犹言冬葱。《本草纲目·卷二十六·葱》："冬葱即慈葱，或名太官葱。谓其茎柔细而香，可以经冬，太官上供宜之，故有数名。"

③长病、卒病：指久病、新病。卒（cù，促），通"猝"，突然。

④淋沥：病证名，指小便急迫、短、数、涩、痛的病证。清·顾靖远《顾松园医镜》："淋者，欲尿而不能出，胀急痛甚，不欲尿而点滴淋沥。"

⑤阳经、阴络：此处指上部经络与下部经络而言。上下分阴阳，则上为阳，下为阴。火热邪气侵入血中，迫血妄行，即可引起出血。侵犯上部经络，则血从上溢；侵犯下部经络，则血从下溢。《灵枢·百病始生》所说："阳络伤则血外溢，血外溢则衄血，阴络伤则血内溢，血内溢则后血。"即其理之本。后血，即便血。

⑥积血：即瘀血。《说文·疒部》："瘀，积血也。"指血行迟缓或停留在局部所形成的病理产物。

⑦赤淋：即血淋，淋证之一。主症为小便涩痛有血。

⑧漏崩：又名崩中漏下。指不在经期，忽然阴道大量出血，或持续淋漓不断之病变。血量多而来势急者为崩中，血量少而淋漓不断者为漏下。

【语译】

《脉经》言芤脉的脉象为浮大而软，用手指按下去的感觉为中央空虚而两边充实。芤脉的脉象为中央空两边实，形状就像慈葱一样。

脉象：芤脉的形象为浮大而软，就像葱管一样，周边充实而内里已空。火热邪气若侵犯上部的血络则上部出血，若侵犯下部的血络则血从下溢。

相类脉：中央空虚而周边充实的脉是芤脉。芤脉为浮大而软之脉，若浮大而迟的脉则是虚脉。芤脉又兼弦涩之象的为革脉。

主病：芤脉的主病为失血，革脉的主病是血虚。

分部主病：芤见于寸部，主胸有瘀血，芤见于关部，主肠痈，芤见于尺部，主下部出血、血淋、痢下脓血、崩漏。

芤脉形成机制　由于突然失血，血量骤减，营血不足，无以充脉，或津液大伤，血无从充，血失阴伤，则阳无所附而散于外，故见芤脉。

（十六）弦（阳中阴）

【原文】　弦脉，端直以长（《素问》）。如张弓弦（《脉经》）。按之不移，绰绰如按琴瑟弦（巢氏）。状若筝弦（《脉诀》）。从中直过，挺然指下（《刊误》）。

（弦脉在卦为震，在时为春，在人为肝。轻虚以滑者平，实滑如循长竿者病，劲急如新张弓弦者死。池氏曰：弦紧而数劲为太过，弦紧而细为不及。戴同父曰：弦而软，其病轻；弦而硬，其病重。《脉诀》言：时时带数，又言脉紧状绳牵。皆非弦象，今削之。）

〔体状诗〕弦脉迢迢端直长，肝经木王土应伤。怒气满胸常欲叫，翳①蒙瞳子泪淋浪。

〔相类诗〕弦来端直似丝弦，紧则如绳左右弹。紧言其力弦言象，牢脉弦长沉伏间（又见长脉）。

〔主病诗〕弦应东方肝胆经，饮痰寒热疟缠身。浮沉迟数须分别，大小单双有重轻。

寸弦头痛膈多痰，寒热癥瘕②察左关。关右胃寒心腹痛，尺中阴疝脚拘挛。

（弦为木盛之病。浮弦支饮外溢，沉弦悬饮内痛。疟脉自弦，弦数多热，弦迟多寒。弦大主虚，弦细拘急。阳弦头痛，阴弦腹痛。单弦饮癖，双弦寒痼③。若不食者，木来克土，必难治。）

【提要】　弦脉为寸关尺三部端直以长，应指明显但波幅不大之脉。主诸痛、肝病、痰饮等。气血不通、肝失疏泄、痰饮交阻气机等，均可使脉道不通利而出现紧急之象。

【注释】

①翳：遮蔽。《楚辞·离骚》王逸注："翳，蔽也。"

②癥瘕（zhēng jiǎ，征甲）：病名，见《金匮要略·疟病脉证并治》。指腹腔内的包块。坚硬不移，按之有形，征可验者为癥；聚散无常，游移不定者为瘕。癥以血瘀气滞为主；瘕以气滞为主。另有"积聚"病名与此类似，积类癥，聚类瘕。

③寒痼：指积寒之证。痼，指久、积。苏洵《上欧阳内翰第一书》："而饥寒衰老之病又痼而留之。"

【语译】

《素问》讲弦脉的脉象为两端平直而长。《脉经》言弦脉的脉象就似张开的弓弦一样。巢元方《诸病源候论》中言弦脉的脉象按上去固定不移，就像按在琴瑟弦上一样，《脉诀》讲弦脉的形象就似筝弦。《刊误》讲弦脉从中直过，像琴弦一样挺然于指下。

脉象：弦脉两端平直而长，是肝气旺盛伐伤脾土的表现。主易怒，胸满，常欲喊叫，目生翳物，视物不清，流泪。

相类脉：弦脉的脉象为端直而长，状似琴弦，紧脉的脉象似牵紧的绳索。紧讲的是脉有力，而弦说的是脉象。牢脉的脉象为弦而长并伏于骨间。

主病：弦应东方，与肝胆相合。主病为痰饮、寒热往来，疟病。临诊时应分清浮沉迟数，大小单双，相兼不同则病情轻重不同。

分部主病：弦脉见于寸部主头痛，膈中多痰。弦脉见于左关，主寒热往来，癥瘕。弦脉见于右关，主胃寒，心腹疼痛。弦脉见于尺部主阴疝，脚拘挛。

【参考】

1. 弦脉形成机理　弦为肝脉、寒热诸邪、痰饮内蓄，情志不遂，剧烈疼痛，均可气机失常，以致血脉拘急。血气敛束不伸，以致鼓搏壅迫，脉来劲急而弦。

2. 四时平脉之一　春季平人脉象微弦。

3. 生理性弦脉　健康人中年之后，脉多兼弦；老年人脉多弦硬。

（十七）革（阴）

【原文】　革脉，弦而芤（仲景）。如按鼓皮（丹溪）。

（仲景曰：弦则为寒，芤则为虚，虚寒相搏①，此名曰革。男子亡血失精，妇人半产漏下。《脉经》曰：三部脉革，长病得之死，卒病得之生。

时珍曰：此即芤弦二脉相合，故均主失血之候。诸家脉书，皆以为牢脉，故或有革无牢，有牢无革，混淆不辨。不知革浮牢沉，革虚牢实，形证皆异也。又按：《甲乙经》曰：浑浑革革，至如涌泉，病进而危；弊弊绰绰，其去如弦绝者死。谓脉来浑浊革变，急如涌泉，出而不反也。王貺以为溢脉，与此不同。）

〔**体状主病诗**〕革脉形如按鼓皮，芤弦相合脉寒虚。女人半产并崩漏，男子营虚或梦遗。

〔**相类诗**〕见芤、牢。

【提要】 革脉为外坚内空如同皮革之脉，为精血内夺，阳气散越之候。

【注释】

①搏：义指搏结。又：搏为抟之误，抟指捏之成团。枚乘《七发》："抟之不解。"搏，在此音义当从"团"是。

【语译】

张仲景说：革脉，是弦而兼芤的脉象。朱丹溪讲：革脉的脉象就似按在鼓皮上一样。

脉象及主病：革脉的脉象就如按在鼓皮之上，为芤弦相见之脉，主虚寒。妇人见革脉主半产与崩漏。男子见革脉主营血不足和梦遗。

相类脉：注意与芤、牢二脉相鉴别。

（十八）牢（阴中阳）

【原文】 牢脉，似沉似伏，实大而长，微弦（《脉经》）。

（扁鹊曰：牢而长者，肝也。仲景曰：寒则牢坚，有牢固之象。沈氏曰：似沉似伏，牢之位也；实大弦长，牢之体也。《脉诀》不言形状，但云寻之则无，按之则有。云脉入皮肤辨息难，又以牢为死脉，皆孟浪谬误。）

〔**体状相类诗**〕弦长实大脉牢坚，牢位常居沉伏间。革脉芤弦自浮起，革虚牢实要详看。

〔**主病诗**〕寒则牢坚里有余，腹心寒痛木乘脾。疝癫①癥瘕何愁也，失血阴虚却忌之。

（牢主寒实之病，木实则为痛。扁鹊云：软为虚，牢为实。失血者，脉宜沉细，反浮大而牢者死，虚病见实脉也。《脉诀》言：骨间疼痛，气居于表。池氏以为肾传于脾，皆谬妄不经。）

【**提要**】 牢脉为重按始得，弦长实大，坚牢不移之脉，主阴寒痼疾、积聚、疝气等病。因邪气内结，阴寒沉积，阳气不伸，所以脉牢伏于里。

【**注释**】

①疝癫：即癫疝，病名，出《素问·脉解》。指寒湿引起的阴囊肿大、坚硬、重坠、胀痛。亦指妇女少腹肿的病证。

【**语译**】

《脉经》言牢脉的脉象似沉似浮，实大而长，微有弦象。

脉象及相类脉：牢脉为弦长实大之脉，牢脉的脉位常在沉伏之间。牢脉与革脉不同，革脉为芤弦相兼而有浮象，革脉主虚，牢脉主实，也应详加分辨。

主病：牢脉为阴寒内盛之脉，为心腹冷痛，肝旺乘脾之象。疝癫、癥瘕之病，脉见牢象，为脉证相应，病顺无愁，若失血、阴虚之病，脉见牢象，则是脉证相逆而为忌。

（十九）濡（阴）

【**原文**】 濡脉，极软而浮细，如帛在水中，轻手相得，按之无有（《脉经》），如水上浮沤①。

（帛浮水中，重手按之，随手而没之象。《脉诀》言：按之似有举还无，是微脉，非濡也。）

〔**体状诗**〕濡形浮细按须轻，水面浮绵力不禁。病后产中犹有药，平人若见是无根。

〔**相类诗**〕浮而柔细知为濡，沉细而柔作弱持。微则浮微如欲绝，细来沉细近于微。

（浮细如绵曰濡，沉细如绵曰弱，浮而极细如绝曰微，沉而极细不断曰细。）

〔**主病诗**〕濡为亡血阴虚病，髓海②丹田③暗已亏。汗雨夜来蒸入骨，血山崩倒④湿侵脾。

寸濡阳微自汗多，关中其奈气虚何。尺伤精血虚寒甚，温补真阴可起疴。

（濡主血虚之病，又为伤湿。）

【提要】 濡脉为浮而细弱软之脉。主湿证与虚证。营血亏虚，脉道不充，血虚气浮，故见濡象。湿邪内阻，阳气趋表，亦见濡象。

【注释】

①浮沤（ōu，欧）：水泡即称浮沤。

②髓海：指脑。脑由髓汇聚而成，故《灵枢·海论》称"脑为髓海"。

③丹田：含义颇多。计其要者有三。一指经穴名，石门、阴交、气海、关元等穴有丹田之别称。二指气功意守部位名称。脐下名下丹田；心窝名中丹田；两眉间为上丹田。道家谓脐下三寸为丹田，是男子精室，女子胞宫所在之处。本注从道家脐下三寸说，于意为安。

④血山崩倒：指血崩言，不在经期而见突然大量出血。

【语译】

《脉经》言濡脉的脉象为极软而浮细，就像帛在水中一样，用手轻摸有感觉，稍一用力则无。濡脉的脉象就似水上浮沤一样。

脉象：濡脉的脉象为浮而兼细，须用手指轻轻感触，因濡脉像水面上漂浮的绵帛一样不着力，所以要轻触。病后或产中见濡脉尚有药可医，若无病之人忽见濡脉则是无根之脉。

相类脉：浮而柔细的脉为濡脉，沉细而柔的脉为弱脉。微脉是浮而微弱，脉来如绝，细脉为沉而细小近似于微脉。

主病：濡脉为失血、阴虚之象。主病为髓海空虚，丹田不足，盗汗骨蒸，血崩，湿浊困脾。

分部主病：濡脉见于寸部，主阳气亏虚，自汗；濡脉见于关部，主病为气虚；濡脉见于尺部，为精伤血亏，阴寒内盛，温补阳气，填补阴精可使重病好转。

（二十）弱（阴）

【原文】 弱脉，极软而沉细，按之乃得，举手无有（《脉经》）。

（弱乃濡之沉者。《脉诀》言：轻手乃得。黎氏譬如浮沤，皆是濡脉，非弱也。《素问》曰：脉弱以滑，是有胃气。脉弱以涩，是谓久病。病后老弱见之顺，平人少年见之逆。）

〔体状诗〕弱来无力按之柔，柔细而沉不见浮。阳陷入阴精血弱，白头犹可少年愁。

〔相类诗〕见濡脉。

〔主病诗〕弱脉阴虚阳气衰，恶寒发热骨筋痿①。多惊多汗精神减，益气调营急早医。

寸弱阳虚病可知，关为胃弱与脾衰。欲求阳陷阴虚病，须把神门两部推。

（弱主气虚之病。仲景曰：阳陷入阴，故恶寒发热。又云：弱主筋，沉主骨，阳浮阴弱，血虚筋急。柳氏曰：气虚则脉弱，寸弱阳虚，尺弱阴虚，关弱胃虚。）

【提要】 弱脉为沉细应指无力之脉。主气血两虚，血虚脉不充，气虚脉无力。

【注释】
①痿：病名。以四肢软弱无力为主症，尤以下肢痿弱，足不能行为多见。

【语译】
《脉经》言弱脉的脉象为极软而兼沉细，用力按压方可触及，举手轻取则无。

脉象：弱脉往来无力，按之柔弱，柔弱中又兼细象，沉取乃得，浮取不应。为阳陷入阴，精血亏弱之象，老年人见弱脉犹可，健康人或少年人见之则非吉象。

相类脉：详见濡脉。注意与濡脉相鉴别。

主病：弱脉主阴血不足，阳气虚衰，恶寒发热，筋骨痿废，易惊多汗，精神疲惫等病。治疗方法以益气调营为主，宜早治。

分部主病：弱脉见于寸部，主阳虚之病；弱脉见于关部，主胃弱与脾虚；如果要诊断阳陷阴虚之病，必须在神门两部（两尺部）推寻诊察。

【参考】

对"恶寒发热骨筋痿"的理解：弱脉主病为"阴虚阳气衰"。"恶寒"，当属"阳虚则寒"。《伤寒论》说："无热恶寒，发于阴也。"亦即此义。此"恶寒"属里虚寒，只怕冷不发热。其与外感寒邪初起的表实证的恶寒与发热同时存在有别。"发热"，当属"阴虚则热"之里虚热。

"骨筋痿"，就是筋骨感觉迟钝，难以随意运动，而痿废不用。《素问·逆调论》所说："营气虚则不仁，卫气虚则不用，营卫俱虚，则不仁且不用矣。"就是李时珍强调治本病要"益气调营急早医"的理论依据。

（二十一）散（阴）

【原文】 散脉，大而散。有表无里（《脉经》）。涣漫不收（崔氏）。无统纪，无拘束，至数不齐，或来多去少，或去多来少，涣散不收，如杨花散漫之象（柳氏）。

（戴同父曰：心脉浮大而散，肺脉短涩而散，平脉也。心脉软散，怔忡①；肺脉软散，汗出；肝脉软散，溢饮②；脾脉软散，胕肿③，病脉也。肾脉软散，诸病脉代散，死脉也。《难经》曰：散脉独见则危。柳氏曰：散为气血俱虚，根本脱离之脉，产妇得之生，孕妇得之堕。）

〔**体状诗**〕散似杨花散漫飞，去来无定至难齐。产为生兆胎为堕，久病逢之不必医。

〔**相类诗**〕散脉无拘散漫然，濡来浮细水中绵。浮而迟大为虚脉，芤脉中空有两边。

〔**主病诗**〕左寸怔忡①右寸汗，溢饮②左关应软散。右关软散胕胕肿③，散居两尺魂应断。

【提要】 散脉为浮大散乱无根之脉。为脏腑之气将绝之象，正气衰竭，脏腑将绝，故脉散乱不收。

【注释】

①怔忡：心跳剧烈之症。刘完素《素问玄机原病式》："心胸躁动，谓之怔忡。"常由心悸或惊悸进一步发展而来。

②溢饮：四饮之一，语出《金匮要略·痰饮咳嗽胸满脉证并治》。为饮溢于肌肤之病变。

③胻胕肿：足背踝部肿胀。胻（héng，恒），骨名，包括胫骨与腓骨。此指脚胫。《史记·龟策列传》："壮士斩其胻。"裴骃集解："胻，脚胫也。"

【语译】

散脉的脉象为大而散。《脉经》言其有表无里。崔氏讲散脉的脉象为涣散不收。脉跳不规则，不整齐，至数没有规律，有时来势较猛去势较缓，有时却来势较缓而去势较盛。柳氏说散脉涣散不收，就像杨花漂浮在空中那样散漫无踪。

脉象：散脉的脉象就像杨花在空中散漫飞舞一样，来去或盛或缓，至数不齐。产妇见散脉为分娩之征象，而孕妇见散脉则为堕胎之先兆。若久病之人突见散脉，为脏腑之气将绝之危象。

相类脉：散脉为脉跳不规则，浮而虚大，散漫无根；濡脉为浮而细软，似漂浮在水中的棉絮一样。浮而迟大，按之无力的为虚脉；浮而中空，周边充实的为芤脉。

主病：散脉见于左寸，主怔忡；见于右寸，则为汗证；散脉见于左关，主溢饮；散脉见于右关，主足背踝部肿胀；散脉见于两尺部，则主脏气将绝，生命垂危之象。

（二十二）细（阴）

【原文】 细脉，小于微①而常有，细直而软，如丝线之应指（《脉经》）。

《素问》谓之小。王启玄言如莠②蓬，状其柔细也。《脉诀》言：往来极微，是微反大于细矣，与《经》相背。）

〔**体状诗**〕细来累累③细如丝，应指沉沉无绝期。春夏少年俱不利，秋冬老弱却相宜。

〔**相类诗**〕见微、濡。

〔**主病诗**〕细脉萦萦血气衰，诸虚劳损七情乖。若非湿气侵腰肾，即是伤精汗泄来。

寸细应知呕吐频，入关腹胀胃虚形。尺逢定是丹田冷，泄痢遗精号脱阴。

（《脉经》曰：细为血少气衰。有此证则顺，否则逆。故吐衄得沉细者生。忧劳过度者，脉亦细。）

【提要】 细脉为至数分明但气势如线之脉。主虚证，因阴血亏少脉道不充而脉细如线。

【注释】

①小于微：《脉经》作"小，大于微"。是言细脉虽小，但大于微脉。当从《脉经》。

②莠（yǒu，友）：草名，具体指狗尾草，亦泛指田间杂草。

③累累（lěi，磊）：连续不断。《汉书·五行志下》颜师古注："累读曰纍。纍，不绝之貌。"

【语译】

《脉经》言细脉之象较微脉稍大而应指明显，细直而且柔软无力，就像丝线那样虽细但应指明显。

脉象：细脉的脉象虽细弱如丝但却连绵不绝，应指明显无有终绝。春夏之季，或少年之人见细脉，均为不吉之象，因春夏阳气趋于外，气血鼓动于外，少年之人生机旺盛，气血勃然，若见细脉，则预示着疾病发生。秋冬之季，或年老体弱之人见细脉，则为脉证相宜。

相类脉：见微脉、濡脉。注意此二脉与细脉的鉴别。

主病：细脉萦细如丝，绵绵不绝，主病为气血虚损，诸虚，劳损，以及七情不和所致之病。如果不是湿浊之气内袭腰肾，就是精气内伤，虚汗外泄之病。

分部主病：细脉见于寸部，主呕吐频作之病；细脉见于关上，主脾胃虚弱，腹胀；细脉见于尺部，主丹田虚冷，真阳不足，泄痢遗精，脱阴等。

（二十三）伏（阴）

【原文】 伏脉，重按着骨，指下裁①动（《脉经》）。脉行筋下（《刊误》）。

（《脉诀》言：寻之似有，定息全无，殊为舛谬。）

〔体状诗〕伏脉推筋着骨寻，指间裁动隐然深。伤寒欲汗阳将解，厥逆脐疼证属阴。

〔相类诗〕见沉脉。

〔主病诗〕伏为霍乱吐频频，腹痛多缘宿食停。蓄饮老痰成积聚，散寒温里莫因循。

食郁胸中双寸伏，欲吐不吐常兀兀②。当关腹痛困沉沉，关后疝疼还破腹。

（伤寒，一手脉伏曰单伏，两手脉伏曰双伏，不可以阳证见阴为诊。乃火邪内郁，不得发越，阳极似阴，故脉伏，必有大汗而解。正如久旱将雨，六合阴晦，雨后庶物皆苏之义。又有夹阴伤寒，先有伏阴在内，外复感寒，阴盛阳衰，四肢厥逆，六脉沉伏，须投姜附及灸关元，脉乃复出也。若太溪、冲阳皆无脉者，必死。《脉诀》言：徐徐发汗。洁古以麻黄附子细辛汤主之，皆非也。刘元宾曰：伏脉不可发汗。）

【提要】 伏脉为脉位较深，按至筋骨始得或脉伏而不显之脉。主厥证或痛极。寒邪内伏，阳气不达于外，故脉伏而不出。痛极气闭，脉亦见伏。

【注释】

①裁：通"才"，指刚刚，方才。

②兀兀：兀，wū，屋。昏昏沉沉的样子。

【语译】

《脉经》言伏脉之脉象要用力重按，手指至骨才能感觉到搏动。《刊误》讲伏脉是脉在筋膜下搏动。

脉象：伏脉必须用力按压至骨，循骨推动筋肉去感觉它的跳动，只有至骨指下才能觉察到隐然而动，脉位是非常深的。伤寒见之为阳气回苏，欲汗出而解之象。四肢厥冷，脐腹冷痛之病见之，就是阴寒内郁之阴证。

相类脉：见沉脉。注意伏、沉二脉的鉴别。

主病：伏脉主霍乱，呕吐频作而不止；亦主腹痛，多由宿食内停而致；水饮停蓄于内，顽痰蕴结于里，日久则成积聚之病，也可出现伏脉，要因证施治，宜用温里散寒之法畅通血气，解郁破积，化痰逐饮。

分部主病：伏脉见于两寸，主食郁胸中，症见想吐而吐不出，昏沉难受。伏脉见于关上，主腹痛身体困重。伏脉见于关后尺部，则主疝痛剧烈。

【参考】

伏脉示危：若久病重病之人脉伏，同时太溪与趺阳脉均不见者，属危候，提示生命垂危。

（二十四）动（阳）

【原文】 动，乃数脉见于关上下，无头尾，如豆大，厥厥[①]动摇。

（仲景曰：阴阳相搏名曰动，阳动则汗出，阴动则发热，形冷恶寒，此三焦伤也。成无己曰：阴阳相搏，则虚者动，故阳虚则阳动，阴虚则阴动。庞安常曰：关前三分为阳，后三分为阴，关位半阴半阳，故动随虚见。《脉诀》言：寻之似有，举之还无，不离其处，不往不来，三关沉沉。含糊谬妄，殊非动脉。詹氏言其形鼓动如钩、如毛者，尤谬。）

〔体状诗〕动脉摇摇数在关，无头无尾豆形团。其原本是阴阳搏，虚者摇兮胜者安。

〔**主病诗**〕动脉专司痛与惊，汗因阳动热因阴。或为泄痢拘挛病，男子亡精女子崩。

（仲景曰：动则为痛为惊。《素问》曰：阴虚阳搏，谓之崩。又曰：妇人手少阴脉动甚者，妊子也。）

【提要】 动脉为脉位短小，滑数如豆之脉。主惊恐，因惊则气乱，恐则气下，气血紊乱，阴阳不和，则脉见躁动。

【注释】

①厥厥：短的样子。宋·刘攽《贡父诗话》："今人呼秃尾狗为厥尾；衣之短后者，亦曰厥。"

【语译】

动脉属数脉类，一息五、六至。动脉见于关部上下，脉位短小，无头无尾像豆大一样，脉位虽短但应指明显，摇动不休。

脉象：动脉摇动不休，一息六至，见于关上，无头无尾恰似豆粒一样跃动，应指明显。出现动脉的原因为阴阳两气相搏结，虚者则摇动，胜者则安静。

主病：动脉专主疼痛与惊恐。亦主阳气不足之自汗，阴亏不能制阳之发热。泄痢、拘挛、男子亡精、女子崩中等病，也可出现动脉。

【参考】

动脉亦可示孕 《素问·平人气象论》说："手少阴脉动甚者，妊子也。"其义是成年女性月经初停时，诊左寸脉滑动，此提示血欲聚以养胎之象。故动脉有提示怀孕的意义，但仍应坚持"四诊合参"，不可专此为断。

（二十五）促（阳）

【原文】 促脉，来去数，时一止复来（《脉经》）。如蹶之趣^①，徐疾不常（黎氏）。

（《脉经》但言数而止为促。《脉诀》乃云：并居寸口。不言时止者，谬矣。数止为促，缓止为结，何独寸口哉！）

〔**体状诗**〕促脉数而时一止，此为阳极欲亡阴。三焦郁火炎炎盛，进必无生退可生。

〔**相类诗**〕见代脉。

〔**主病诗**〕促脉惟将火病医，其因有五细推之。时时喘咳皆痰积，或发狂斑与毒疽。

（促主阳盛之病。促、结之因，皆有气、血、痰、饮、食五者之别。一有留滞，则脉必见止也。）

【**提要**】 促脉为脉来急数，时而一止，止无定数之脉。主阳盛热实，气、血、痰、食停积之病。阳热亢盛，故脉来急数，阳盛阴衰，阴不遂阳，故脉来时止，止无定数。

【**注释**】

①如蹶之趣：像腿脚不利之人快步行走一样。蹶，指脚上肌肉萎缩行走不利。

【**语译**】

《脉经》言促脉的脉象为往来急数，时有停止，随即又恢复跳动。黎氏说促脉就像腿脚不利之人行路一样，快慢不一。

脉象：促脉的脉象为脉来急数，时有一止，这是阳热盛极，阴气欲亡之象。三焦郁火充盛，阳热内炽，若歇止次数增加则病情加重，若歇止次数减少则说明病情缓解。

相类脉：详见代脉，注意两脉的鉴别。

主病：促脉是火热内盛之象，但细究其因，气、血、痰、饮、食五者之别，应详加推敲。时时喘咳者，多由痰积，而精神狂乱，肌肤发斑，或出现毒疽的，则为火热炽盛所致。

（二十六）结（阴）

【**原文**】 结脉，往来缓，时一止复来（《脉经》）。

（《脉诀》言：或来或去，聚而却还。与结无关。仲景有累累①如循长竿曰阴结，蔼蔼②如车盖曰阳结。《脉经》又有如麻子动摇，旋引旋收，聚散不常者曰结，主死。此三脉，名同实异也。）

〔**体状诗**〕结脉缓而时一止，浊阴偏盛欲亡阳。浮为气滞沉为积，汗下分明在主张。

〔**相类诗**〕见代脉。

〔**主病诗**〕结脉皆因气血凝，老痰结滞苦沉吟。内生积聚外痈肿，疝瘕为殃病属阴。

（结主阴盛之病。越人曰：结甚则积甚，结微则积微，浮结外有痛积，伏结内有积聚。）

【**提要**】 结脉为脉来缓慢，时有一止，止无定数之脉。主病为阴盛气结，寒痰瘀血，癥瘕积聚。阴气内盛，故脉来缓慢。痰瘀内结，血脉时阻，故脉常歇止。

【**注释**】

①累累：连续不断。

②蔼蔼：布满笼罩。《文选》吕向注："蔼，盖也。"

【**语译**】

《脉经》言结脉的脉象为往来缓慢，时有一止，又复跳动。

脉象：结脉的脉象为脉来缓慢，时有一止，是阴寒内盛，阳气欲亡之象。脉浮兼结为气滞，脉沉兼结为积聚，浮结宜汗，沉结宜下，要辨证分明，因证施治。

相类脉：详见代脉，注意两脉之鉴别。

主病：结脉都是因气血凝结不通所致。老痰结滞于内，气血不通而痛，令患者苦痛沉吟。内生之积聚与外见之痈肿，以及疝瘕等属阴的病变，均为结脉所主。

（二十七）代（阴）

【**原文**】 代脉，动而中止，不能自还，因而复动（仲景）。脉至还入尺，良久方来（吴氏）。

（脉一息五至，肺、心、脾、肝、肾五脏之气，皆足五十动而一息，合大衍之数，谓之平脉。反此则止乃见焉，肾气不能至，则四十动一止；肝气不能至，则三十动一止。盖一脏之气衰，而他脏之气代至也。《经》曰：代则气衰。滑伯仁曰：若无病，羸瘦脉代者，危脉也。有病而气血乍损，气不能续者，只为病脉。伤寒心悸脉代者，复脉汤主之，妊娠脉代者，其胎百日。代之生死，不可不辨。）

〔**体状诗**〕动而中止不能还，复动因而作代看。病者得之犹可疗，平人却与寿相关。

〔**相类诗**〕数而时止名为促，缓止须将结脉呼。止不能回方是代，结生代死自殊途。

（促、结之止无常数，或二动、三动，一止即来。代脉之止有常数，必依数而止，还入尺中，良久方来也。）

〔**主病诗**〕代脉之因脏气衰，腹疼泄痢下元亏。或为吐泻中宫①病，女子怀胎三月兮。

（《脉经》曰：代散者死。主泄及便脓血。）

五十不止身无病，数内有止皆知定。四十一止一脏绝，四年之后多亡命。三十一止即三年，二十一止二年应。十动一止一年殂，更观气色兼形证。

两动一止三四日，三四动止应六七。五六一止七八朝，次第推之自无失。

（戴同父曰：脉必满五十动，出自《难经》；而《脉诀》五脏歌，皆以四十五动为准，乖于经旨。柳东阳曰：古以动数候脉，是吃紧语。须候五十动，乃知五脏缺失。今人指到腕臂，即云见了。夫五十动，岂弹指间事耶？故学者当诊脉、问证、听声、观色，斯备四诊而无失。）

【提要】 代脉为动而中止，良久复来，止有定数之脉。主脏气衰微，下元亏损。乃阴阳之气不相顺接所致。

【注释】
①中宫：即中焦脾胃。

【语译】

张仲景言代脉的脉象为脉动中有歇止，不能自行恢复，下一次搏动复又出现。崔氏说脉跳恢复时，仍是从尺开始，很久才恢复跳动。

脉象：代脉的脉象为搏动中有停跳，不能自行恢复，下一次搏动复又出现。有病之人出现代脉，尚有药可治；若正常人出现代脉，则与寿命有关。

相类脉：脉来急数而时有一止者是促脉，脉来缓慢时有一止者为结脉，有歇止但不能自行恢复才是代脉。结脉表示病情尚轻，代脉提示病情较重，二者之间有很大不同。

主病：代脉的病因为脏气衰微，下元虚亏所致的腹痛泄痢，中焦病变所致的呕吐、腹泻，以及女子怀胎至三个月时，也可出现代脉。

【参考】

促、结、代三脉的异同：从脉象说，此三脉均为节律不齐之脉，此其同也。缓而时止，止无定数者为结脉；缓而时止，止有定数者为代脉；数而时止，止无定数者为促脉。"止有定数"即脉有规律的间歇；"止无定数"即脉无规律的间歇。从主病言，此三脉均可提示心脏本身或心脑血管病变。

（张保春）

二、四言举要白话解

（宋·南康紫虚隐君，崔嘉彦希范著。明·蕲州月池子，李言闻子郁删补。）

（一）脉 的 生 理

【原文】 脉乃血派[①]，气血之先，血之隧[②]道，气息[③]应焉。其象法地[④]，血之府[⑤]也，心之合[⑥]也，皮之部[⑦]也。

【提要】 主要论述脉的含义、功能，及其与呼吸、心脏的关系。

【注释】
①脉乃血派：脉，属奇恒之府，是容纳、约束营血沿着一定渠道运行，而不使其外溢的一种人体结构。如《灵枢·决气》说："壅遏营气，令无所避，是谓脉。"派，坊刻本作"脉"，于义为安，应据改。

②隧（suì，岁）：凿通山石或在地下挖沟所成的通路，称隧道。

③气息：气，指呼吸之气。息，一呼一吸称一息。气息，此指呼吸运动。

④其象法地：脉在人体的分布，就像地面存在的江河一样。

⑤府：此作"藏"解，即容纳之意。

⑥合，配合。《素问·五脏生成》："心之合，脉也。"

⑦皮之部：部，此作"分布"解。

【语译】
脉就是血脉。血脉不仅是血液流行的通道和容纳血液的一种结构，而且还是全身气血运行的先决条件。脉在体内与心脏相配合，在外遍布于皮肤肌肉之中。它就像地面上存在的许多江河一样。血液在脉中的流行与呼吸运动息息相关。

【参考】
脉与经络不同 中医学先有"脉"的概念，且明确认识到脉就是运行血液的一种人体结构。如《素问·脉要精微论》说："脉者，血之府也。""经络"，是秦汉时期的医家们为解释人体感传现象，从古代水利工程学中引进而确立的中医术语。所以，经络和血脉不完全是一回事，二者起源不同，描述的对象也不完全相同。《汉书·艺文志》说："医经者，原人血脉、经落（络）……以起百病之本。"它把"血脉"与"经络"分别而列，即是明证。由于初起尚无经络概念，人们也无法细辨，于是便用"脉"字来概括循经感传通路。又由于有些经（如肺经）部分与血脉（桡动脉）平行，脉搏比循经感传现象更显而易见。所以，后世"经络"与"脉"混用现象层出不穷。如人们常说的"经脉"、"络脉"等。这也造成了今人学习理解的混淆和困难。故《四言举要》开篇就指出了"脉乃血脉"很有见地。

（二）脉 气 行 血

【原文】 资始于肾①，资生于胃②，阳中之阴③，本乎营卫④。营者阴血，卫者阳气。营行脉中，卫行脉外。

脉不自行，随气而至。气动脉应，阴阳之谊。气如橐籥⑤，血如波澜。血脉气息，上下循环。

【提要】 主要论述脉气的生成，脉气鼓动血行脉中，循环不已之理。

【注释】

①资始于肾：资，获得、取得。肾为"先天之本"，元气之根。言脉气的根源在肾。

②资生于胃：胃为"水谷之海"，与脾同称"后天之本"。由脾胃运化的水谷精微，不断地滋培先天元气。言脉气不仅根源于肾，还赖胃气的滋培方能显示作用。

③阳中之阴：言脉气的阴阳属性。气属阳，而脉属阴，脉气又在脉内，故脉气属阳中之阴。

④本乎营卫：营，即营气，由水谷精气所化生，行于脉中，具有化生血液和鼓动血行的作用。卫，即卫气，由水谷之悍气所化，行于脉外，具有调控、温煦血脉的作用。此言脉气不离营卫之理。

⑤橐籥（tuó yuè，陀月）：此作风箱之意解。

【语译】

脉气根源于先天之本肾的元气，滋养于后天之本的胃气。它属于阳中之阴的气。脉气作用的实现，还要靠行于脉中属阴的营气和行于脉外属阳的卫气的配合。

血脉自身不能单独运行血液，一定要随着与血脉密切相关的脉气的运动，才能使血行脉中不息。脉气的运动可以从脉象上反映出来，气为阳，血为阴，脉气行血，亦是阴阳互根互用关系的体现。脉气的运动就像风箱的鼓动作用一样，脉中血液受到脉气的推动就会掀起波澜，上下来去，往复无穷地在全身脉中循环不息。

什么是脉气？脉气有经脉之气和血脉之气的分别。此指血脉之气。原文开章即指出"脉乃血脉"，就注意到这一区别了。

脉气的作用是什么？一是鼓动、约束和温煦血脉，产生有节律的运动，以促进血液在脉中定向循环不已。二是温煦、推动、固摄血液，使血液在脉中运行而不溢于脉外。

脉气，作为一种气，其生成与肾中精气、脾胃运化的谷气及肺吸入的清气这些物质密切相关，而这些物质来源，又分别组成了元气、卫气、营气、宗气、经络之气、脏腑之气等。这正是原文论述脉气必及营卫、胃肾的主要原因。认识脉气的生成、功能都不能脱离整体联系而孤立的认识。五脏之气中的心气、脾气、肺气、肾气在脉气的生成、作用方面都有重要作用。宗气之"贯心脉"助心行血；营行脉中之化生血液、营运血液；卫气行于脉外与营气阴阳相随对脉道、血液都起着温煦、调控的作用。

由于气的组成成分主次的差异，分布部位不同，表现出的作用亦有区别，而有许多不同名目的气，脉气就是其中之一。实质上人身内只有一气贯通全身。那就是元气或称真气。因此不能孤立地认识人体内诸多不同名目的气，应从其相互关联，从根本上去认识它们，就不至于困惑。如元气布于胸中则为宗气；宗气布于脉外则为卫气；贯于脉中则为营气；元气布于脏腑则为脏腑之气；布于经络则为经络之气；布于血脉则为脉气。

（三）重视寸口脉诊及呼吸和血行的关系

【原文】 十二经[①]中，皆有动脉[②]，惟手太阴，寸口[③]取决。此经属肺，上系吭嗌[④]，脉之大会，息[⑤]之出入，一呼一吸，四至为息。日夜一万三千五百。一呼一吸，脉行六寸。日夜八百十丈为准。

【提要】 此讲独取寸口以诊病之理，以及呼吸与血行的关系。提示诊脉必须"调息"，以定至数。

【注释】

①十二经：经络系统中的十二正经。即手太阴肺经；手厥阴心包经；手少阴心经；手阳明大肠经；手少阳三焦经；手太阳小肠经；足太阴脾经；足厥阴肝经；足

少阴肾经；足阳明胃经；足少阳胆经；足太阳膀胱经。

②动脉：此指在十二经所过部位上可以触及的血脉搏动处。既非古脉象中的"动脉"，亦非今动、静脉之"动脉"。

③寸口：又名气口、脉口。两手桡骨头内侧，桡动脉的切脉部位，属手太阴肺经。寸口部位的"太渊"穴去鱼际仅一寸，故名寸。口，是出入往来的地方。寸口，为脉之大会，脉中气血出入往来之处。

④吭嗌（háng yì，杭义）：指喉咙。

⑤息：鼻息、呼吸。一呼一吸为一息。《素问·平人气象论》："呼吸定息，脉五动。"

【语译】

全身十二正经中，每条经脉在体表所过部位都有可以切诊脉动的地方，但一般都单独在手太阴脉所过的寸口处诊脉以决断病情。手太阴经属肺脏，上联系咽喉，正当呼吸之气出入的要道，肺又"朝百脉"，为脉气聚会之处。因此，诊候肺经所过的"寸口"动脉，便可测知全身气血的盛衰变化。人的一呼一吸间隔时间为一息，在每一息的时间内，寸口脉搏动四次。人在一昼夜的时间内呼吸的息数为一万三千五百息。血液在脉中流行与呼吸的关系，大约一呼一吸前进六寸，在一昼夜里约共流行八百一十丈。

【参考】

1. 古代脉诊沿革概况简介　诊脉部位，《内经》有"三部九候"遍诊法。遍诊法是将人身分为"上部头"、"中部手"、"下部足"三大部分。在每部又分为"天"、"地"、"人"三个主要诊候疾病的"动脉"，合称"三部九候"。本文"十二经中，皆有动脉"，就是指的这种诊脉法。详见《素问·三部九候论》。此言"三部九候"与今言寸口诊法之寸关尺三部，每部又有浮取中取沉取三候，亦合称"三部九候"，名同实异注意区别。

《伤寒杂病论》有"三部相参"法。三部，即人迎（颈动脉搏动处）以候胃气；寸口（桡动脉搏动处）以候十二经；趺阳（足背动脉搏动处）以候胃气，或加足少阴（太溪穴）以候肾气。

《难经》有"独取寸口"诊脉法。即本文所说"惟手太阴，寸口取决"。本法问世以来，延用至今，为中医临床切脉普遍应用。"遍诊法"、"三部诊法"则较少应用了。

脉诊的沿革概况，是一个由繁到简的过程。虽今以"独取寸口"为主，但其他两种脉法仍有其存在和应用的价值，故不应废弃不用。如今西医命名的"多发性动脉炎"病，表现为两侧的脉象、血压都不一样，许多部位的动脉搏动都不同。因此，在诊候时广泛地触按如颈动脉、腋动脉、腹主动脉，腹股沟动脉、腘动脉等是十分必要的，这便是"遍诊法"仍有当存当用的一个实例。"三部诊法"中的"趺阳、太溪预决死生"之论，对于判断危重患者的预后仍有重要参考价值。若趺阳脉微欲绝，则示后天之本气绝而病危预后不良；若太溪脉微欲绝，则示先天之本气绝而病危，预后不良。

2. "独取寸口"之理　为什么本法提出后，为后世医家普遍采用且沿用至今？可能与以下因素有关。一是桡动脉自身的优势。其脉位较浅，搏动明显，便于诊候，简便易行。

二是传统理论的优势。《难经·一难》就阐述了这个问题："十二经皆有动脉，独取寸口以决五脏六腑死生之法，何谓也？然寸口者，脉之大会，手太阴之脉动也。"其意是说，寸口乃是手太阴肺经的动脉，为气血会聚之处。而五脏六腑十二经脉气血的运行，又都起止于肺，故《素问·经脉别论》有"肺朝百脉"之说。所以，全身的健康或疾病状况的信息，都可以从寸口反映出来。此外，肺经起于中焦，肺脾二经同属太阴。肺为"气之主"，脾为"后天之本"、"气血生化之源"。手太阴肺经与足太阴脾经相连通。由胃与脾化生的水谷精微，经脾的运化转输上达于肺（"脾气散精，上归于肺"），再通过肺的宣降布散以滋养全身。因此，寸口脉不仅能反映肺或肺经的信息，也能携带脾胃及其他脏腑的信息，于是"独取寸口"便可诊察所有脏腑、经脉的病变。《素问·五脏别论》所说："气口何以独为五脏主？曰：胃者，水谷之海，六腑之大源也，五味入口藏于胃，以养五脏气。气口亦太阴也，是以五脏六腑之气味，皆出于胃，变见于气口。"就是这个道理。

三是与社会因素有关。随着"男女授受不亲"封建礼教的日益森严，为"遍诊法"及"三部诊法"的实施，带来极大阻力。另据考察，中国妇女缠足之风盛于魏晋六朝。此时为女性患者诊病使用"遍诊法"或"三部诊法"已是极为不便或不可能了。鉴于"独取寸口"，简便易行，无伤"大雅"或"风化"等诸多优势，本法在此时首先应用于女子诊病，显示本法的优越性之后，又广泛用于男子，故而逐渐推广沿用。似乎这也是晋·王叔和《脉经》倡导"独取寸口"的一个社会因素罢！？

3. 呼吸与血行的关系　呼吸与血行在生理上相辅相成，在病理上相互影响，两者关系密切，已为古今医家所共识。肺主气，司呼吸，"朝百脉"；心主血脉，这便建立了呼吸与血行的关系。从脉诊的角度探讨呼吸与血行的关系，主要体现在用一个呼吸间歇（一息）为时间单位，来测知血脉搏动的次数，从而从单位时间（一息）内脉搏动次数来判断病情。《素问·平人气象论》开章就论述了这个问题。原文说："人一呼，脉再动；一吸，脉亦再动，呼吸定息脉五动，闰以太息命曰平人。平人者，不病也。当以不病调病人，医不病，故为病人平息，以调之为法。"其一确立了"一呼脉再动（二次），一吸脉亦再动（两次）"，即为正常值，每息四至，本文所说"四至为息"，就是这个意思。《内经》原文说"闰以太息命曰平人"，提出每息五至亦为正常值，现今认为4～5至/息属正常范围。其二是强调了医者在诊脉时要为患者"平息"，即在诊脉时医生必须调整自己的呼吸，使之均匀平稳，从而才能准确测知一息之间脉来的至数多少。这也就是后世所说的"调息"。而今有了手表或秒表，能准确计算出单位时间脉搏次数，医者还要不要"调息"或"平息"呢？回答是肯定的，要！因为"调息"过程中，还能使医者"审容止，专虑念"，集中精力，有利于实施寸口脉诊法，以测知病情。

4. 八百十丈的计算　是13 500息/昼夜×6寸/息的乘积为810丈/昼夜。

（四）寸口脉的分部及持脉要点

【原文】　初持脉时，令仰其掌。掌后高骨①，是谓关②上。关前为阳，关后为阴。阳寸阴尺，先后推寻。

【提要】　此主要讲寸口脉分为寸、关、尺三部及其阴阳属性。

【注释】
①高骨：指前臂内侧腕后的桡骨茎突。
②关：即寸、关、尺三部中的关部，亦称关脉。其在桡骨茎突内侧旁。

【语译】

开始诊察脉象的时候，让患者伸出手臂，掌心向上，自然摆平。首先看准掌后高骨隆起的地方，这就是"关脉"。"关部"的前方为"寸部"，属阳；"关部"的后方，是"尺部"，属阴。先把中指端准确地布在"关部"，然后将食指端和无名指端先后自然的布在"寸部"和"尺部"，便可仔细体认脉象变化，诊候病情。

【参考】

1. 反关脉　有些人脉搏不见于寸口，而现于寸口背侧，此称"反关脉"，有一手"反关"，亦有双手"反关"者。此由血脉循行走向变异所致，并非病脉。

2. 斜飞脉　有人脉从尺部斜向虎口腕侧，名为"斜飞脉"，亦属生理变异，不作病论。

若在诊寸口脉时，发现在寸口摸不到脉的搏动，不必惊慌怪异，要考虑到脉位的变异，或是"斜飞"或是"反关"，镇定从容地诊之。

（五）三部的脏腑分属及男女脉象之异

【原文】

心肝居左，肺脾居右，肾与命门，居两尺部。魂魄谷神[①]，皆见寸口。左主司官[②]，右主司府[③]。左大顺男，右大顺女，本命扶命，男左女右。关前一分，人命之主，左为人迎，右为气口。神门决断[④]，两在关后，人无二脉，病死[⑤]不愈。男女脉同，惟尺则异，阳弱阴盛，反此病至。

【提要】

此主要讲寸、关、尺三部在左右手的脏腑分属，如左寸主候心；右寸主候肺等。

【注释】

①魂魄谷神：魂魄，《灵枢·本神》："随神往来者，谓之魂。并精出入者，谓之魄。"《左传·昭公七年》："人生始化曰魄，既生魄，阳曰魂，用物精多，则魂魄强。"孔颖达之疏语谓："魂魄，神灵之名。本从形气而有，形气既殊，魂魄各异。附形之神为魄；附气之神为魂也。附形之灵者，谓初生之时，耳目心识，手足运

动，喘呼为声，此则魄之灵也。附气之神者，谓精神、性识，渐有所知，此则附气之神也。"

"谷神"，老子形容"道"的称呼。"谷"即山谷，象征空虚，"神"，有变化莫测之意。《老子》："谷神不死。""道"，亦指变化规律。合言之，"魂魄谷神"，即人的精神活动变化的规律。联系下文"皆现寸口"，是说人的精神活动的变化亦可反映到寸口脉上。

②左主司官：意谓左寸口脉主司候气。

③右主司府：意谓右寸口脉主司候血。

④神门决断："神门"，此亦指《脉经》所称两尺脉为"神门"，非手少阴经穴之"神门"穴。决断，判断肾阴与肾阳的变化。

⑤死：对"死"字宜"活看"。古医书中的"死"，其中有就指生命停止而死亡的。但在一些语言环境中，多指病重、难治等，虽言"死"，但并不一定就指死亡。所以说：在读古医书时，凡见到"死"字，均宜活看。

【语译】

左寸主候心，左关主候肝，故说心肝居左。右寸主候肺，右关主候脾，故说肺脾居右。左尺候肾，右尺候命门，故说肾与命门，居两尺部。人的精神活动的变化规律，也都可以在寸口脉上反映出来。气与血的变化在脉象的反映是左寸口脉主司诊候气的变化，右寸口脉主司诊候血的变化。左为阳，右为阴；男为阳，女为阴。男子阳气偏盛，当以左手寸口脉稍大为顺；女子阴血偏盛，当以右手寸口脉稍大为顺，故说男左女右。男女的寸口脉是一致的，只有尺脉略有差异，如男女的尺脉强弱相反，就说明有了病变。关脉前一分的寸脉，左寸主心，心主血为"生之本"，"君主之官"，右寸主肺，肺主气为"气之本"，"相傅之官"，故为"人命之主"。左寸口脉又称"人迎"，右寸口脉又称"气口"。左右手两尺脉又称"神门"，尺脉在关脉之后。"神门"是诊察肾阴、肾阳盛衰的主要部位，肾阳为全身诸阳之本；肾阴为全身诸阴之本，肾的阴阳充足，身体就会健壮，肾的阴阳不足，则身体就虚弱。如果患者左右两尺脉都没有了，那病情就危重难以治愈了。

【参考】

1. 寸口脉象要有根　所谓"根"，就是尺脉重按仍有一定的搏动力度，即有根。凡"有根"脉，虽病久病重，亦示预后良好。因为肾为"先天之本"，"有根"脉标示着肾的精气阴阳未衰或尚存，所以预后较好。原文所说："神门决断，两存关后，人无两脉，病死不愈。"即指"无根"脉。

2. 人迎与气口的含义　人迎，一指"遍诊法"与"三部诊法"的诊脉部位，又称人迎脉，即结喉两侧颈总动脉搏动处。《灵枢·寒热病》："颈侧之动脉人迎。人迎，足阳明也，在婴筋之前。"二是左手寸口脉的别称，《脉经》提出："左为人迎，右为气口。"三是一个经穴的名称即人迎穴，出《灵枢·寒热病》。别名"天五会"。属足阳明胃经，在胸锁乳头肌前缘处。本书原文"左为人迎"，实宗《脉经》说。

气口，一为"寸口脉"的别称。二专指右寸口脉，见于《脉经》。

《脉经》还认为"人迎"主要诊候外感病，"气口"主要诊候内伤病。"人迎"脉盛于"气口"脉，提示以外感病为主；相反，则以内伤病为主。

（六）诊脉方法及诊断意义

【原文】　脉有七诊：曰浮、中、沉、上、下、左、右，消息求寻①。又有九候，举按轻重。三部浮沉，各候五动②。

寸候胸上；关候膈下；尺候于脐，下至跟踝③。左脉候左，右脉候右，病随所在，不病者否④。

【提要】　本节讲了"举、按、寻"，寸关尺三部，每部又需浮、中、沉三取，即"三部九候"等诊脉方法。还强调诊脉要有一定的诊候时间，"各候五动"即含此义。还要求要认真体认脉象，"消息寻求"即为此义。

脉诊的诊断意义基本是寸关尺三部分候人体上、中、下三部的病变，左脉候左半身的病变，右脉候右半身的病变，病在哪里，就在哪个脉位反映出来。

【注释】

①消息求寻：消息，本为减增之意。寻，用中等指力仔细体认脉象的指法就叫

寻。全句意谓要求医者要全面仔细地体认脉象各种变化，寻求病因，明辨病证。

②各候五动：各候，指诊候左右两手寸口脉。五动，当指"五十动"。谓每次诊脉时间，不应少于跳动五十次。必要时，诊脉时间还可适当延长。时间过短则不能精确体察脉象，甚至会漏诊某些脉象，如促、结、代等节律不齐的脉。《灵枢·根结》说："持其脉口，数其至也，五十动而不一代者，五脏皆受气，四十动一代者，一脏无气……不满十动一代者，五脏无气。所谓五十动而不一代者，以为常也。"汉·张仲景批评某些草率的医生时说"动数发息，不满五十……夫欲视死别生，实为难矣"（《伤寒论·序》）。

另，各候五动，若理解为在"三部九候"中，每部每候都要至少诊候五次跳动，亦可。五九得四十五动，亦相差无多。

③跟踝：指小腿与脚之间的左右两侧突起，是由胫骨和腓骨下端的膨大部分形成的。踝（huái，怀），有内踝、外踝之分，踝子骨，则是其合称。

④否：相当口语中的"不"意。

【语译】

切寸口脉中的所谓"七诊"，就是浮取、中取、沉取，单按上部的寸脉，单按下部的尺脉，既要诊候左手的寸口脉，也要诊候右手的寸口脉，这就是"七诊"。运用"七诊"手法诊脉测病，既要上下比较，也要左右参照，做到全面仔细地体认脉象变化，以寻求病因，明辨病证。诊法中还有所谓"九候"，即在寸、关、尺三部，每诊一部时，都必须经过轻手浮取（亦称"举"）、稍重中取（亦称"寻"，不轻不重，委曲求之）、重按沉取（亦称"按"）三种手法，每用一种手法时，都必须候到脉搏五十次以上的搏动。

凡属胸膈以上至于头顶的病变，都可以在"寸部"诊候；凡属胸膈以下至脐以上的病变，都可以在"关部"诊候；凡属脐以下至于足跟的病变，都可以在"尺部"诊候。左半身的病变还可以从左手寸关尺三部脉诊察而知；右半身的病变还可以从右手关尺三部脉诊察而知。这是因为某一部分有了病变，脉象便相应地在寸口脉的某一部位反映出来，亦即"病随所在"的缘故。某一部分没有病变，相应的寸口脉某部脉象也就正常，并不发生什么异常变化，亦即"不病者否"。

【参考】

1. "病随所在"的临床体验 在临床实践中，观察到大凡做了心脏瓣膜手术者，或肺切除者，其寸脉均弱且有左右相应，心病者多在左寸；左肺切除，弱在左寸，右肺切除尤弱在右寸。胃切除者，其右关尤弱。肾摘除、子宫摘除，或大肠部分切除者，其尺脉均弱，甚或似有若无。亦有左右倾向，左肾切除，则左尺弱。以上临床观察所得，可为"上以候上"、"中以候中"、"下以候下"、"左以候左"、"右以候右"，提供某些佐证。此属一得之愚，仅供参考，亦望同仁在临床实践中留意观察。

2. 临证体认脉象的参考要点 脉诊正如前人所说"心中了了，指下难明"。首先要做到"心中了了"，如熟读《濒湖脉学》便是措施之一。由"指下难明"到"指下分明"也是可以达到的。其主要措施，就是多摸脉、多实践，在临床实践过程中潜心体认脉象。那么，在临床实践中怎样体认脉象呢？以下意见供参考：

（1）从脉位浅深体认脉象：轻取可得者，脉位较浅；重按始得者，脉位较深。这便初步分出浮脉与沉脉了，也初步辨别了证候的表与里了。

（2）从脉力强弱体认脉象：指下感觉脉搏动有力或无力。这便初步分出是实脉还是虚脉。虚脉是无力的脉，提示正气不足为主，其证候性质亦以虚证为主。实脉则是鼓指有力的脉，提示以邪气亢盛为主，其证候性质以实证为主。

（3）从脉来速率快慢体认脉象：一息脉动四至五次为正常至数。若速率较快；超过这个值，便为"数"脉，多提示热证。若速率较慢，低于正常值，便是"迟"脉，多提示寒证。

（4）从脉动波幅大小体认脉象：脉动波幅小的，脉道较窄，多为细脉、濡脉、弱脉，或微脉，多示正气不足。脉动波幅大的，脉道较宽，如洪脉，多提示邪热有余。

（5）从脉搏的流利度体认脉象：脉搏往来流利如"小鱼游动"的多为滑脉，示气血流畅，或有痰热，亦可示妇人初妊。脉搏往来不利如"轻刀刮竹"的多为涩脉，示气滞血瘀或伤精血少。

（6）从脉搏节律齐否体认脉象：正常脉象的节律是整齐划一而有节奏的。凡节律不齐的则为病脉，主要有"数，时一止，止无定数"的"促脉"；"迟，时一止，止无定数"的"结脉"；"缓，时一止，止有定数"的

"代脉"三种，均多见于心脏本身的病变，亦可提示其他病证。

（7）从脉搏的形象体认脉象：如脉象"端直以长，如按琴弦"的"弦脉"；"如牵绳转索"的"紧脉"等。

学者应先熟记各脉的特征及其主病，然后在临床上自觉而有目的地从以上七个方面体认脉象，就会逐渐达到"指下分明"的境界，从而"以脉测证"，正确诊断疾病。切莫走"以证定脉"的道路，如据临床症状，可以确认为"风寒表实证"，但对脉象体认不清，又必须对脉有所记载或描述，于是不管指下感觉是什么脉，反正写上"浮紧"脉是不会错的。因为浮脉主表，紧脉主寒，所以就据症状确认为浮紧脉。这样做，虽然脉证相符，但可能有假，做不到"脉证从舍"，会造成诊断失误。如果走上了"以证定脉"的道路，终生都不会对脉诊有什么体会或发现、发明，请初学脉者，慎之又慎。

（七）五脏平脉

【原文】 浮为心肺，沉为肾肝，脾胃中州，浮沉之间。心脉之浮，浮大而散。肺脉之浮，浮涩而短。肝脉之沉，沉而弦长。肾脉之沉，沉实而濡。脾胃属土，脉宜和缓。命为相火[①]，左寸同断。

【提要】

此段文字叙述了五脏正常脉象的不同表现和浮、中、沉三候分应心肺、脾胃、肝肾的理论。

【注释】

①相火：与君火相对而言。二火相互配合，以温养脏腑，推动机体的各种功能活动。一般认为相火的根源发自命门而寄于肝、胆、三焦等脏腑内。

【语译】

浮取为心肺之象，沉取为肝肾之候。脾胃居于中焦，位在浮沉之间。心脉的浮象，浮中兼见大和散。肺脉之浮象，浮中又兼短和涩。肝脉的沉象，沉中兼见弦而长。肾脉之沉象，沉中兼有实和濡。脾胃在五行中属土，脉象以和缓为宜。命门相火，可从左寸判断。

【参考】

命门相火，左寸而断之理：按通行的"寸口脉的脏腑分属"，命门相火，当从尺部测知。为什么此言"左寸同断"，左寸属心。心为"阳中之阳"，属火，主身之阳气，亦即"君火"，为全身诸阳之本。君火下降以温充肾阳（命火），既使肾水不寒，亦使相火不衰不亢、肾阴上济心阴制约心火，而使之守位不亢，遂成心肾阴阳水火相济之局，即"水火既济"、坎离既济（心属离卦☲；肾属坎卦☵）。因此，命门相火之盛衰实与心之君火盛衰密切相关。故从左寸心火变化便可测知命门相火的变化。

（八）四 时 平 脉

【原文】 春弦夏洪，秋毛冬石①。四季和缓，是谓平脉②。太过实强，病生于外。不及虚微，病生于内。春得秋脉，死在金日。五脏准此，推之不失。

【提要】 此段叙述了四季正常脉象。

【注释】
①秋毛冬石：毛，轻虚浮软。石，沉而有力。指秋季平脉应浮；冬季平脉应沉。
②平脉：正常脉象，亦称常脉。

【语译】
春季之脉应见弦象，夏季之脉出现洪象。秋季之脉应见轻虚浮软之象，冬季之脉应见沉而有力之象。四季之末，长夏之季，脉应兼得和缓之象，这就是随着季节变换而表现出的相应的正常脉象。若在应弦、应洪、应毛、应石之时出现太过而强实变化，则是邪气由外侵犯所致之病。若出现不及或虚微之象，则是邪由内生侵犯内脏所成之病。春季出现了秋季之毛脉，为金来乘木，以五行生克预测，其死应在金日。五脏均可以此法推知，不会出现失误。

（九）脉 贵 有 神

【原文】 四时百病，胃气①为本。脉贵有神②，不可不审。

【提要】 言脉有胃气、有神的重要性。

【注释】

①胃气：本指脾胃功能。此指脾胃功能在脉象的反映。

②神：含义颇多，约言之，有广狭两义。广义者，泛指生命活动及其外在表现。狭义者，指人的精神思维意识活动。即心主神。此指神在脉象上的反映，亦即脉象的神气。

【语译】

诊察四时之脉，测知百病之变，总以脉有"胃气"为本。脉来有"神"，和缓有力，这是生命之根本，不能不详加审察。

【参考】

1. 胃气为本　胃为"水谷之海"，"后天之本"，是人体气血生化之源，人之死生，取决于胃气之有无，所谓"有胃则生，无胃则死"。

胃之强弱，亦与胃气盛衰密切相关，故该脉亦以胃气为本。胃气在脉象的反映是：正常人的脉象不浮不沉，不快不慢，从容和缓，节律整齐，就是有胃气。若是病脉，不论浮沉迟数等何种脉象，只要有和缓之象，便是有胃气之脉，病情虽重，亦易治易愈，预后良好，不独诊脉要诊察胃气，望舌时亦要观察胃气之存亡。切脉验舌要诊察胃气有无，以判断病情轻重预后，治疗疾病时，要注意"保胃气"。所以，诊治疾病，要以胃气为本。金·李杲《脾胃论》就强调说："人以胃气为本。"

2. 脉贵有神　《灵枢·本神》："两精相搏谓之神"。《灵枢·平人绝谷》："故神者，水谷之精气也。"说明先后天的精气是神的物质基础。凡神气充旺，反映脏腑精气充足而功能协调；若神气涣散，说明脏腑精气将竭而功能衰败。如《素问·移精变气论》："得神者昌，失神者死。"神的重要性由此可知。

《灵枢·本神》："心藏脉，脉舍神。"《素问·痿论》："心主身之血脉。"《素问·脉要精微论》："脉者，血之府也。"《素问·灵兰秘典论》："心者，君主之官，神明出焉。"《灵枢·营卫生会》："血者，神气也。"

从以上所引《内经》原文，可以看出：心、血、脉、神密切相关。心主血脉而藏神，脉为行血之道、舍神之处，血气充盈，脉道通利，心神便健旺，脉象自然有神。神在脉象上反映出的特征是脉来柔和有力，即使病中，现微弱之脉，但微弱之中不至于完全无力；若现弦实之脉，弦实之中仍带柔和之象，都是有神之脉，虽病重而预后良好。脉神之盛衰，对于判断疾病的轻重预后有重要的意义。《灵枢·天年》"得神者生，失神者死"之论，亦含此意。故说"脉贵有神"。

（十）辨表里寒热的四纲脉

【原文】 调停自气①，呼吸定息②，四至五至，平和之则。三至为迟，

迟则为冷。六至为数，数即热证。转迟转冷，转数转热。
迟数既明，浮沉当别。浮沉迟数，辨内外因，外因于天③，
内因于人。天有阴阳，风雨晦冥④。人喜怒忧，思悲恐惊。
外因之浮，则为表证，沉里迟阴，数则阳盛。内因之浮，
虚风所为，沉气迟冷，数热何疑。浮数表热，沉数里热，
浮迟表虚，沉迟冷结。表里阴阳，风气冷热，辨内外因，
脉证参别。脉理浩繁，总括于四，既得提纲，引申触类。

【提要】 此段叙述主要的是浮、沉、迟、数四纲脉，以此参详，即可执简驭繁，触类旁通，举其一而反其三。

【注释】

①调停自气：医者在诊脉之先，要调整自己的呼吸，使之平静均匀自然。此亦称"平息"。"调息"。其目的有两个方面，一是医者用一个均匀自然的呼吸单元时间来计算患者脉来的至数多少，以定脉之或迟或数或为平om至数，此为主要目的。《素问·平人气象论》："常以不病调病人，医不病，故为病人平息以调之为法。"此即"调停自气"的意义与目的。其次，"平息"还有利于医者"专虑念"集中精力体认

脉象。

②呼吸定息：出《素问·平人气象论》。指两次呼吸之间的间歇。明·张介宾："出气为呼，入气为吸，一呼一吸，总名一息……呼吸定息，谓一息既尽而换息未起之际也。"

③天：指自然界。《杨子方言》："自然之外，别无天。"

④天有阴阳，风雨晦冥（míng，明）：此句与《左传·昭公元年》载秦国医生医和诊晋候疾时所说"天有六气……淫生六疾。六气曰阴、阳、风、雨、晦、明也"类同。"冥"，当为"明"之误。阴，指寒；阳，指热；风，即风；雨，当指湿；晦指夜；明，指昼。此"六气"统属自然变化。今可理解为泛指外界"六淫"之邪。

【语译】

诊脉之时，调整呼吸，一呼一吸，气息稳定。一息脉跳，四至五至，是正常脉象的准则。若一息三至，就是迟脉，迟脉主寒。若一息六至，就是数脉，数脉主热。脉跳越迟，寒冷越深；脉跳愈数，热势愈重。迟数既已分清，还当再别浮沉。辨清浮沉迟数四个纲脉，就可分析疾病之内因外因。外因由自然界变化所引起，内因则是人体自身变化所致。自然界有阴、阳、风、雨、晦、明的变化，人体有喜、怒、忧、思、悲、惊、恐七情的不同。外因引起的病变出现了浮脉，则为表证。若见沉脉，则为表邪入里，若见迟象，则为阴证。若有数象，则为阳证。内因所引起的病变若见浮脉，则为精气亏虚，虚风内动。若见沉脉，则为气病。若见迟象，则为内寒。若见数脉，则为阳热内盛。浮而兼数，为表热证。沉而兼数，为里热证。浮而兼迟，为表虚证。沉而兼迟，为内有冷结。表里阴阳之辨，风、气、冷、热之别，内因外因之分，可脉症合参，进行辨别。尽管脉理浩繁，但总可用浮、沉、迟、数四种脉象来概括。掌握了这四个纲脉，就可引而广之，触类旁通。

（十一）辨四纲脉的相类脉及长短脉

【原文】 浮脉法天，轻手可得。汎汎在上，如水漂木①。有力洪大，来盛去悠②。无力虚大，迟而且柔。虚甚则散，涣漫不收。有边无中，其名曰芤③。浮小为濡，绵浮水面。濡甚则微，不任寻按④。

沉脉法地，近于筋骨⑤。深深在下，沉极为伏。有力为牢，实大弦长。牢甚则实，幅幅而强⑥。无力为弱，柔小如绵。弱甚则细，如蛛丝然⑦。

迟脉属阴，一息三至。小驶于迟，缓不及四。二损一败，病不可治⑧。两息夺精，脉已无气⑨。

浮大虚散，或见芤革。浮小濡微，沉小细弱。迟细为涩，往来极难。易散一止，止而复还。结则来缓，止而复来⑩。代则来缓，止不能回⑪。

数脉属阳，六至一息，七疾八极⑫，九至为脱⑬。浮大者洪，沉大牢实。往来流利，是谓之滑。有力为紧，弹如转索⑭。数见寸口，有止为促⑮。数见关中，动脉可候。厥厥动摇，状如小豆⑯。

长则气治，过于本位⑰。长而端直，弦脉应指⑱。短则气病，不能满部，不见于关，惟尺寸候⑲。

【提要】 此段讲如何辨四纲脉的相类脉及长短脉。

【注释】

①汎汎在上，如水漂木：浮脉主表，轻取即得，如水上漂浮的木块，触之即得。"汎"（fàn，泛。），飘，浮，水涨溢之意。

②来盛去悠：悠，闲适。洪脉的脉象如洪水一样，来势盛大，去势渐衰。

③有边无中，其名曰芤：芤脉脉象如按葱管，两旁皆见脉形，而中间独空。

④不任寻按：言诊濡脉时，不能用中取和沉取的指力，只宜浮取轻取之指力。元·滑寿《诊家枢要·诊脉之道》说："持脉之要有三：曰举、曰按、曰寻。"举、按、寻三法，是前人对诊脉手法、用指力度的高度概括。用轻指力按在皮肤上为"举"，亦称轻取、浮取，但应注意"轻不离皮"。用重指力按筋骨间为"按"，亦称重取、沉取，但应注意，"重不著骨"。用指力不轻不重，委曲求之为"寻"，也称"中取"。诊脉时，必须注意举、按、寻之间的指力变化。

⑤近于筋骨：诊沉脉应以重取指力、触于筋骨间，方能体认清楚。

⑥幅幅而强：实脉的脉象坚实有力。幅幅（bì，毕），郁结、堵塞之意。这里作坚实解。

⑦弱甚则细，如蛛丝然：细脉比弱脉更为细小，像触及蛛丝一样。

⑧二损一败，病不可治：一息仅二至称"损脉"，而一息一至则称"败脉"，均属病情危重，极难救治。

⑨两息夺精，脉已无气：若脉跳两息才一至的为"夺精脉"，预示正气将绝。"夺"，脱也，急骤大兼散失之意。

⑩结则来缓，止而复来：缓脉脉来迟缓，时而一止，止无定数，但止后脉搏很快复跳。

⑪代则来缓，止不能回：代脉脉来迟缓，时有一止，止有规律，但歇止较长时间才复跳。

⑫七疾八极：脉跳一息七至为"疾脉"；而一息八至则为"极脉"。

⑬九至为脱：脉跳一息九至为"脱脉"，可主阳气暴脱的亡阳危证。

⑭有力为紧，弹如转索：紧脉脉来绷急有力，如牵绳转索，左右弹动。

⑮数见寸口，有止为促：促脉脉来急数，时而一止，止无定数，多见于寸部。

⑯厥厥动摇，状如小豆：动脉形短如豆，跳动急促滑数。"厥"，文言代词，指代"动脉"。

⑰长则气治，过于本位：长脉首尾端直，超越寸部、尺部，可为正常脉象。

⑱长而端直，弦脉应指：弦脉端直而长，脉气紧张，如按琴弦。

⑲不见于关，惟尺寸候：短脉脉体短小，不能满部，不见于关部，只表现为寸尺两部。

【语译】

浮脉如天阳之气在上，轻取即可得到，如水中漂木，汎汎在上。在浮脉类中还兼见其他脉象。若浮而有力，来盛去衰则为洪脉；浮迟无力，脉体虽大但脉势柔软的为虚脉；较虚脉散漫无根，重按则无者为散脉；浮大中空，如按葱管者为芤脉；浮而细小，软绵无力为濡脉；比濡脉更加细软无力，中取沉取难见的为微脉。

沉脉如大地在下，指下推筋著骨始得。在沉脉类还可兼见其他脉象。比沉脉更沉，甚则深伏不见者为伏脉；沉而有力，坚牢不移，长大而弦的为牢脉；比牢脉更为坚实有力的为实脉；沉而无力，细小软弱如绵者为弱脉；比弱脉更为细小无力，有如蛛丝的为细脉。

迟脉属阴脉，一息只有三至。迟脉类中还兼有其他脉象。比迟脉略快，一息将够四至的为缓脉；一息只有二至甚或一至的，分别称之为"损脉"和"败脉",主病重难医;而脉跳两息才有一至的为"夺精脉",预示正气将绝。脉象浮大见于虚脉或散脉,有的为芤脉和革脉;脉象浮小的见于濡脉、微脉;脉象沉小的为细脉、弱脉。若脉来迟细艰涩,时或一止的为涩脉。若脉来迟缓,时有一止,止无定数的为结脉;若脉来迟缓,时有一止,止有定数,良久复跳的为代脉。

数脉为阳脉,一息六至。数脉类还兼有其他脉象。一息七至、八至的分称为"疾脉"和"极脉";一息九至的为"脱脉"。浮大者为洪脉,沉大者见于牢脉、实脉。往来流利,应指圆滑者为滑脉;脉来绷急有力,如牵绳转索,左右弹动者为紧脉;数脉见于寸口,时有一止,止无定数的称为促脉;数脉见于关部,脉形短小如豆,急促搏动的为动脉。

长脉脉体超过寸部、尺部,可视为常脉。端直以长,如按琴弦,则为弦脉。脉体短小,不能满于寸部、尺部,是为短脉,为病脉。

(十二)诸 脉 主 病

【原文】 一脉一形,各有主病。数脉相兼,则见诸证。浮脉主表,里必不足①。有力风热,无力血弱。浮迟风虚②,浮数风热。浮紧风寒,浮缓风湿。浮虚伤暑,浮芤失血③。浮洪虚火,浮微劳极。浮濡阴虚,浮散虚剧。浮弦痰饮,浮滑痰热④。

沉脉主里,主寒主积⑤。有力痰食,无力气郁。沉迟虚寒,沉数热伏。沉紧冷痛,沉缓水蓄。沉牢痼冷⑥,沉实热极。沉弱阴虚,沉细痹湿⑦。沉弦饮痛⑧,沉滑宿食。沉伏吐利,阴毒⑨聚积。

迟脉主脏,阳气伏潜,有力为痛,无力虚寒。数脉主腑,主吐、主狂⑩。有力为热,无力为疮⑪。

滑脉主痰,或伤于食。下为蓄血,上为吐逆⑫。涩脉少血,或中寒湿。反胃结肠⑬,自汗厥逆⑭。

弦脉主饮,病属胆肝。弦数多热,弦迟多寒。浮弦支饮⑮,沉弦悬痛⑯。阳弦头痛,阴弦腹痛。紧脉主寒,又主诸痛。浮紧表寒,沉紧里痛。

长脉气平,短脉气病。细则气少,大则病进。浮长风痫⑰,沉短宿食。血虚脉虚,气实脉实。洪脉为热,其阴则虚[18]。细脉为湿,其血则虚。

缓大者风,缓细者湿。缓涩血少,缓滑内热。濡小阴虚,弱小阳竭[19]。阳竭恶寒,阴虚发热。阳微恶寒,阴微发热。男微虚损,女微泻血。阳动汗出,阴动发热。为痛与惊,崩中失血[20]。虚寒相搏,其名为革[21]。男子失精,女子失血。

阳盛则促,肺痈阳毒[22]。阴盛则结,疝瘕积郁[23]。代则气衰,或泄脓血,伤寒心悸,女胎三月[24]。

【提要】 此段首提"数脉相兼",其次扼要讲述各种脉象的主病。

【注释】

①浮脉主表,里必不足:浮脉主表证,有时也主里虚。

②浮迟风虚:阳气虚损,肌表不固,可外伤于风,故见脉浮而迟。

③浮芤失血:芤脉主失血。失血过多,血不敛气,气浮于外,故又兼浮。

④浮滑痰热:滑脉主痰饮、实热。实邪壅盛于内,气实血涌,故脉见浮滑。

⑤主寒主积:沉脉主里寒,主积聚。《灵枢·百病始生》:"积之始生,得寒乃生。"积聚,病证名。泛指腹腔内的有形积块,多由于寒凝气滞血瘀,聚积于内而成。

⑥沉牢痼冷:痼(gù,故),经久难愈的疾病。寒凝于内,日久不愈,脉象可见沉牢。

⑦沉细痹湿:痹湿,即湿痹。症见周身关节疼痛,沉重。湿邪沉积于里,阻压脉道,故见沉细脉。

⑧沉弦饮痛:痰饮内停,阻滞气机,气血不畅,不通则痛。沉脉主里,弦脉主痰饮,主痛。

⑨阴毒:病证名。指阴寒之邪深伏于里,寒凝血滞,气血不通。症见皮肤青紫,周身剧痛等。

⑩主吐、主狂:数脉主热证。邪热犯胃,胃失和降,可见呕吐。热扰心神,可见躁狂。

⑪有力为热,无力为疮:数脉主热证,实热炽盛,脉数有力。邪热内盛,腐肉成脓,伤及营血,正气受损,故脉数而无力。

⑫下为蓄血,上为吐逆:滑脉主痰饮、食积。食积于胃,痰停于肺,故见呕吐、

气逆。痰浊痹阻于下，阻碍气血流通，故见下焦蓄血。

⑬反胃结肠：反胃，指胃气上逆，症见恶心呕吐。结肠，津伤便秘。剧烈呕吐，阴津虚损，津亏血瘀，气血不畅，故见涩脉。

⑭自汗厥逆：厥逆，病证名。见四肢厥冷或胸腹剧痛等症，总为寒凝血滞，气机不畅，血行不利所导致，故可见涩脉。

⑮浮弦支饮：支饮，病证名。指饮在胸膈，上迫于肺，导致胸闷气喘不得平卧。浮脉主表主上，弦脉主痰主饮，故浮弦脉可见于支饮。

⑯沉弦悬痛：悬痛，指悬饮导致的胸胁胀满，咳唾引痛。因悬饮是饮在胸胁，病位在两侧偏下，故脉见沉弦。

⑰浮长风痫：风痫，痫病的一种，多因风痰上扰所致，症见突然昏倒，痉挛抽搐等。

⑱洪脉为热，其阴则虚：洪脉主热盛，热盛伤阴，故日久可致阴虚。

⑲弱小阳竭：细小脉总为虚损不足。细小而弱者，多主阳气虚衰。

⑳崩中失血：即崩漏失血。崩漏，妇科病证。指女子非经期的阴道流血。量多势急者为崩，势缓而淋漓不断者为漏。

㉑虚寒相搏，其名为革：指革脉主阳虚寒侵，正邪相争。

㉒肺痈阳毒：肺痈，病名。指肺部发生痈疡而咳吐脓血的病证。阳毒，指阳热毒邪导致的咽喉肿痛，痈肿疮疖等。因以上病证总为阳热亢盛引发，故可见促脉。

㉓疝瘕积郁：疝，病证名。其说不一，一般指某一脏器组织向周围突出，引发较剧烈疼痛一类的病证。瘕，又称瘕聚。指腹中积块，时聚时散，多由气滞导致。积，即癥积，指腹腔内积块，质硬固定不移，多由血瘀引起。郁，泛指气、血、痰、火、湿、食等阻滞于体内的病证。《丹溪心法》称此为"六郁"，以"越鞠丸"治之。

㉔女胎三月：女子妊娠三月，有的可触及代脉。一般认为是因妊娠恶阻，剧烈呕吐，气机逆乱，脉气不相接续，故见代脉。也有人认为女子妊娠，血聚养胎，经脉气血不相接续而见代脉。

【语译】

每一种脉均有不同的脉象和主病。几种脉象相兼出现，即可诊察各种病证。浮脉一般主表证，若病变在里的多为虚损诸证。浮而有力者为外感风热，浮而无力者为内伤血虚。浮迟脉为气虚外感风邪，浮数为外感风热。浮紧为外感风寒，浮缓为外感风湿。浮虚为伤暑，气阴两伤，浮芤为失血，血失脉空。浮洪为火盛阴伤，浮微为虚损劳伤。浮软为阴精虚损，浮散为气血虚极。浮弦为痰饮积聚，浮滑为痰热内扰。

沉脉主里证，又主里寒、积聚。沉而有力为痰饮食积，沉而无力为气郁不畅。沉迟为虚寒内生，沉数为热伏于里。沉紧为寒凝冷痛，沉缓为痰饮内停。沉牢为沉寒痼冷，沉实为里热炽盛。沉弱为阴精虚损，沉细为湿邪痹阻。沉弦为饮停作痛，沉滑为宿食内停。沉伏为呕吐腹泻，或为阴寒毒邪聚积于内。

迟脉属阴多主五脏病变。阳气伏潜，气血运行迟缓。迟而有力为寒凝冷痛，迟而无力为虚寒内生。数脉属阳多主六腑病变，又主胃热呕吐、心火发狂。数而有力为实热，无力而数为疮疡。

滑脉主痰饮、食积。在下可为蓄血，在上可见呕吐。涩脉主阴血虚少，或寒湿入血。临证可见呕吐、便秘，又可见自汗厥逆。

弦脉主痰饮，病位在肝胆。弦数多属实热，弦迟多为里寒。浮弦可见于支饮，沉弦可见于悬饮。寸部弦脉可见头痛，尺部弦脉可见腹痛。紧脉主寒证、痛证。浮紧为表寒，沉紧为里寒。

长脉为平人之脉，短脉属病气之脉。脉短为气虚血少，脉大可为正虚邪进。浮长属风痫为病，沉短为宿食内停。气血虚亏可见脉虚，气血壅盛可见脉实。洪脉主热证，热盛则阴伤，细脉主湿证，又可见血液虚亏。

脉象缓大者主风病，缓细者主湿病。缓涩者为血液虚亏，缓滑者为火热内生。脉象濡小者为阴精不足，弱小者为阳气虚损。阳虚则外寒，阴虚则内热。寸部微脉多主阳虚，故见怕冷，尺部微脉多主阴虚，故见内热。男子微脉多主阳气虚损，女子微脉多主失血伤阴。寸部为阳，寸部动脉多主汗出过多；尺部为阴，尺部动脉可见发热、疼痛、惊悸、崩漏。革脉可因阳虚感寒，邪正相争所致，在男子可见遗精，在女子可见失血。

促脉主阳盛，可见肺痈、阳毒。结脉主阴盛，可主疝气、癥瘕积聚，气血痰食内郁。代脉主阳气衰微。见下利脓血，阴寒内盛，心阳不足，心慌心跳，悸动不安。女子妊娠，有时也可触及代脉，不作病脉论。

【参考】

1. 相兼脉及其主病　原文"数脉相兼，则见诸证"讲的就是这个意思。什么是"相兼脉"？两种或两种以上的脉象同时出现在一个患者身上，即为相兼脉。如浮数、弦滑数、沉细等。为什么会有相兼脉？由于一个单一的脉象，只能从一个侧面反映人体的生理或病理信息。人体是一个复杂的有机整体，疾病过程又是一个复杂多变的过程。因此，在脉搏上就会出现多个脉象同时出现的情况。如外感风热表证，脉见浮数，浮仅提示病在表，而数则提示热，两脉相合则为浮数脉，示表热证。所谓"相兼脉"，古称"合脉"。指两种以上的脉象同时存在，但应注意不存在相反脉象相兼。如浮与沉；迟与数；滑与涩不能相兼。

怎样判断相兼脉的主病？可以从组成相兼脉的个脉主病之和，来确定其主病。如弦滑数实脉，可判断为肝胆湿热实证。

此外，有的脉本身就是相兼脉。如弱脉，由虚、沉、小三脉合成；牢脉，由沉、实、大、弦、长五脉合成。这些都属于本书二十七脉之内。

2. 相类脉　指与某脉相似并有某些共性的脉。七言脉诀中的各脉"相类诗"讲的就是相类脉。如促、结、代三脉都是节律不齐的脉，故可称"相类脉"。相类脉要注意鉴别，而相兼脉，则不必鉴别。相类脉与相兼脉不同，不可混称。

（十三）脉症阴阳顺逆

【原文】　脉之主病，有宜①不宜，阴阳顺逆②，凶吉③可推。

【提要】　此言"阴阳顺逆"的临床意义。

【注释】

①宜：合适、适宜。王符《潜夫论·相列》："曲者宜为轮，直者宜为舆。"此言病与脉相合为宜，不相合则为不宜。

②阴阳顺逆：阴与阳指脉象与症状的阴阳属性；顺与逆指脉与症的阴阳属性相合为顺，热象为阳，数脉阳，热象得数脉为顺；相反，症脉的阴阳属性不相合，则为逆，如阳热象见属阴的迟脉即为逆。如《素问·平人气象论》："脉从阴阳，病易已；脉逆阴阳，病难已。"阳证得阳脉；阴证得阴脉；即为"脉从阴阳"阴证得阳

脉；阳证得阴脉，即为"脉逆阴阳"。"脉逆阴阳"，提示病情复杂，故难治，预后较差而为逆；"脉从阴阳"，提示病情单纯，故易治，预后较好而为顺。

③凶吉：病情重、预后差者为凶；病情轻、预后好者为吉。

【语译】

脉象主病，应与症合参。脉症相合为宜，脉症不符为不宜。阴证阳证，吉凶顺逆，由脉症变化可进行推测。

（十四）外感风寒暑湿的脉象

【原文】 中风①浮缓，急实则忌。浮滑中痰，沉迟中气②，尸厥③沉滑，卒不知人。入脏身冷，入腑身温。风伤于卫，浮缓有汗。寒伤于营，浮紧无汗。暑伤于气，脉虚身热。湿伤于血，脉缓细涩。伤寒热病，脉喜浮洪，沉微涩小，证反必凶。汗后脉静，身凉则安，汗后脉躁，热甚必难。

【提要】 主要讲外感六淫的脉象。

【注释】
①中风：此指外感风寒表证的一个类型。以发热，微恶风寒，汗出，脉浮缓为特征的表证称"中风"。见《伤寒论·辨太阳病脉证并治》："太阳病，发热，汗出，恶风，脉浮缓者，名曰中风。"此与今泛指"脑血管意外"诸病为"中风"不同。
②中气：病证名。指多由情志不遂，致气机不畅，或怒动肝气，气逆上行所致。症见忽然仆倒，昏迷不省人事，牙关紧闭，手足拘挛等。
③尸厥：古病名，厥证之一。指突然昏倒，不省人事，其状如死的恶候。出《素问·缪刺论》："其状若尸，故曰尸厥。"张介宾："尸厥，上下离竭，厥逆气乱，昏愦无知，故名尸厥"。

【语译】
中风患者，脉应浮缓，若见坚实急数之脉，则为所忌。脉象浮滑，则为中痰。脉象沉迟，则为中气。尸厥病变，脉象沉滑，突然昏倒，不省人事。邪中五脏，身凉肢冷。邪中六腑，则身体尚温。

风邪伤及卫分，则脉象浮缓，身有汗出。寒邪伤及营分，则脉象浮紧，腠理致密无汗。暑邪伤人，直入气分，脉见虚象，身体有热。湿邪伤及血分，脉缓而细涩。伤于寒邪，入里化热，脉当出现浮洪。若见沉微涩小之象，则疾病反见凶象。汗出之后，脉来平静，热退身凉，则病趋痊愈。若汗出之后，脉来躁急，则热势加重，治疗较难。

（十五）脉象变化与病情预后

【原文】 阳病见阴，病必危殆①，阴病见阳，虽困无害。上不至关，阴气已绝，下不至关，阳气已竭。代脉止歇，脏绝倾危，散脉无根，形损难医。

【提要】 此言阳病见阴脉预后差；阴病见阳脉预后好。

【注释】
①殆（dài，代）：危险。

【语译】
阳病见阴脉，病变必定转危。阴病见阳脉，虽一时病重，但尚无大碍。脉跳仅见于尺而上不及关部者，说明阴气衰绝于下。脉跳仅见于寸而下不及关者，说明阳气竭绝于上。代脉有歇止，说明脏气衰绝，生命将危。散脉散漫，无根可寻，说明形体衰损，难以医治。

（十六）饮食劳倦内伤诸疾的脉象及预后

【原文】 饮食内伤，气口急滑。劳倦内伤，脾脉大弱。欲知是气，下手脉沉，沉极则伏，涩弱久深。大郁多沉①，滑痰紧食，气涩血芤，数火细湿，滑主多痰，弦主留饮②，热则滑数，寒则弦紧，浮滑兼风，沉滑兼气，食伤短疾，湿留濡细，疟③脉自弦，弦数者热，弦迟者寒，代散者折。泄泻下痢，沉小滑弱，实大浮洪，发热则恶。呕吐反胃，浮滑者昌，弦数紧涩，结肠④者亡。霍乱⑤之候，脉代勿讶⑥，厥逆⑦迟微，是则可怕。

【提要】 此言饮食劳倦内伤诸疾的脉象及预后。

【注释】

①大郁多沉："大郁"应作"六郁"。律之下文讲痰、食、火、湿、气、血等，实为"六郁"内容，"大"与"六"形似，易致传写刻版之误。"大郁"作"火郁"，似是而非，"大"与"火"亦形似，但此讲"大郁"实是"六郁"内容，而非专讲"火郁"。

②留饮：痰饮病的一种。出《金匮要略·痰饮咳嗽脉证并治》："留饮者，胁下痛引缺盆。"因饮邪日久不化，留而不去，故名。留饮积蓄部位不同，表现各异。详见《金匮》。

③疟：病名，出《素问·疟论》："疟，先寒而后热。"即疟疾病。指以间歇性寒战、高热、汗出为特征的一种病。

④结肠：指肠道结滞不通。使六腑之气不通，而失其通降之性，上可见呕吐反胃；中可见脘胀满痛；下可见大便不通等症。

⑤霍乱：病名，出《灵枢·五乱》："乱于肠胃，则为霍乱。"又《素问·六元正纪大论》："太阴所致为中满，霍乱吐下。"指以发病急骤，大吐大泻，烦闷不舒为特征的病。以其"挥霍之间，便成缭乱"故名。

⑥讶（yà，压）：诧异，惊奇。

⑦厥逆：病证名，指四肢厥冷。《伤寒论·辨少阴病脉证并治》："少阴病，下利清谷，里寒外热，手足厥逆，脉微欲绝。"

【语译】

饮食失宜所致的内伤疾患，气口多见急滑之象。劳倦太过所致的内伤疾患，脾脉大而无力。若是伤及于气，则脉见沉象。沉脉进一步发展，则见伏象，若兼涩弱，则表明病久而深。六郁于内不能外达，脉也可出现沉象。滑脉主痰，紧脉为伤食。涩脉主气滞，芤脉为失血。数脉为有火，细脉为兼湿。滑脉痰饮内盛，弦脉是留饮不去。兼热则脉滑而数，兼寒则脉弦而紧。脉象浮滑为兼有风邪，脉象沉滑为兼有气滞。伤于饮食，则脉来短而疾；湿浊内阻，则脉来软而细。

弦脉主疟，为疟病应见之脉。弦而兼数为有热，弦而兼迟为有寒，若见代、散，则表明正气大亏，病见危象。

腹泻痢疾患者，脉象应见沉小滑弱。若见实大浮洪之象，并有身热之症，则为病重。

呕吐反胃患者，得浮滑之脉为佳，表明病情尚轻。若见弦数紧涩，肠结便秘，则为正气大亏，预后不良。

霍乱的病变，若见代脉不必惊讶。若见四肢厥冷，脉象迟微，则是最为可怕的。

【参考】

饮食劳倦内伤的要点：饮食失宜，主要包括饮食不节：过饥，饥不得食，渴不得饮，长期处于饥渴状态，水谷摄入不足，气血生化乏源，则易导致各种虚证，又易感邪发病。过饱，饮食超量，或暴饮暴食，易伤脾胃肠，而致多病，在小儿最易酿成"疳积"。饮食不洁：易导致各种肠道感染性疾病、寄生虫病，甚或"食物中毒"。饮食偏嗜：若五味偏嗜，易导致五脏之气偏盛偏衰，而生多病。若寒热偏嗜，过寒易伤阳助湿；过烫易伤阴助热，均可导致多病。

劳逸失度，包括过劳和过逸两个方面。过劳：劳力过度，易耗伤正气，"劳则气耗"。从而导致正气虚衰，除变生各种虚损之证外，还易感邪而多发病。劳神过度，最易劳伤心脾、而成"心脾两虚"之证。房劳太过，最易耗精伤肾，导致各种肾虚证，或使生殖功能减退，或使成人早衰。过逸：过度安闲，不劳动、不活动，"人逸则气滞"，既使气血流行不畅，又易导致脾胃功能减退，而变生多病。此仅扼要说明，意在提醒读者，由是反观之，要保持自身健康，减少得病机会，就要注意饮食适宜，劳逸适度。

（十七）咳喘的脉象与预后

【原文】 咳嗽多浮，聚肺关胃[1]。沉紧小危，浮濡易治。喘急息肩，浮滑者顺，沉涩肢寒，散脉逆证。病热有火，洪数可医。沉微无火，无根者危[2]。骨蒸发热，脉数而虚。热而涩小，必殒[3]其躯。

【提要】 此言咳嗽发病多与肺胃相关，咳喘脉及预后，在此首提无根。

【注释】

①聚肺关胃：指咳嗽发病多与肺胃相关。《素问·咳论》："久咳不已……此皆聚于胃，关于肺。"这便是"聚肺关胃"说的本源。

②无根者危：无根，指"无根脉"。无根脉的特征是尺脉沉取，无脉动应指，便是无根，提示"先天之本"肾气绝，病情危重。另，寸关尺三部沉取无脉动应指也称"无根脉"也提示病情危重。

③殒（yǔn，允）：死亡，如"殒命"。同"陨"，坠落，如"陨落"。

【语译】

咳嗽病变，病位在肺，脉多见浮象。是病邪聚于胃上犯于肺所致。若见沉紧小象，为病危之兆，若见浮软之象，则病轻易治。

喘息急促，张口抬肩，脉见浮滑之象的，为病顺症轻之兆。若脉见沉涩之象而四肢寒冷的，或兼见散脉的，为病逆难治之象。

火热咳嗽，脉见洪数，为易治之象。若脉见沉微，则为虚火咳嗽，若脉来散漫，无根可寻，则为病危之象。

骨蒸发热之病，脉数而无力。若发热而见涩小之脉，则为生命危险之兆。

【参考】

聚肺关胃：《素问·咳论》原作"此皆聚于胃，关于肺"。聚肺关胃，与聚胃关肺虽提法有别，但其基本意思是一致的。《素问·咳论》开篇便说："五脏六腑皆令人咳，非独肺也。"是说咳不止于肺。篇中全面论述五脏咳、六腑咳之后，总结全文时又强调，此皆"关于肺"，这是说虽咳不止于肺，但咳却不离于肺。

为什么强调"此皆聚于胃"呢？从开篇讲感寒伤肺致咳的原因分析便明白了。原文说："皮毛先受邪气，邪气以其合（指皮毛内合于肺）也。其寒饮食入胃（提示邪又可从口鼻而入），从肺脉上至于肺，则肺寒，肺寒则内外合邪，因而客之，则为肺咳。"寒邪的来源有两种：一是皮毛感寒内舍于肺（肺外合皮毛）；二是"寒饮食入胃"，手太阴肺经起于中焦，胃中之寒就"从肺脉上至于肺"。这样内外两条途径寒邪成"内外合邪"之势，两感于寒，重伤其肺而肺寒，肺失宣降则咳作矣。这便是强调"此皆聚于胃"的道理所在。明·张介宾注："肺脉起于中焦，循胃口上膈属肺，故胃中饮食之寒从肺脉上于肺也。所谓形寒饮冷则伤肺，正此节之谓。"清·陈修园《医学三字经》："《内经》虽有五脏诸咳，而尤重者，在聚于胃，关于肺六字。"此六字，对从调理后天之本脾胃，增强免疫力入手，防治呼吸道疾病，"培土生金"，也有重要指导意义。

（十八）劳极诸虚、失血、瘀血的脉象及预后

【原文】 劳极①诸虚，浮软微弱，土败双弦，火炎急数。诸病失血，脉必见芤，缓小可喜，数大可忧。瘀血②内蓄，却宜牢大。沉小涩微，反成其害。

【提要】 此言诸虚百损、出血、瘀血的脉象特征及预后。

【注释】

①劳极：即"五劳"、"六极"之合称。出《金匮要略·脏腑经络先后病脉证治》："阳病十八，何谓也？……五劳、七伤、六极，妇人病三十六，不在其中。"

五劳，指《素问·宣明五气》："久视伤血；久卧伤气；久坐伤肉；久立伤骨；久行伤筋。"又指志劳、思劳、心劳、忧劳、疲劳。以上两项均属过劳性致病因素。又指心、肝、脾、肺、肾劳等五脏虚劳病证。《证治要诀》："五劳者，五脏之劳也。"总之过劳可导致虚劳之病。六极，指六种劳损的病证。极，《说文》："燕人谓劳曰极。"据此，可认为"极"亦属劳损之意。六极，《诸病源候论·虚劳候》："六极者：一曰气极……二曰血极……三曰筋极……四曰骨极……五曰肌极……六曰精极。"总之，劳极，统指由于劳形、劳神过度而导致的诸虚百损之证。

②瘀血：出《神农本草经·丹皮》。病因病证名。指人体脉内或脉外有积存血液而未消散者。《说文》："瘀，积血也。"

【语译】

五劳六极诸种虚损，脉象应见浮软微弱。若双手关脉均见弦象，则为脾气衰败的表现。若见急数之脉，则为火热内炎的表现。

诸种失血病证，必会出现芤脉。若脉来缓小，是一种较好的现象。若脉来数大，则为病情发展加重，令人忧虑之象。

瘀血停于体内，脉象宜见牢大。若是沉小涩微，则是病情较重的表现。

（十九）遗精、白浊、三消的脉象及预后

【原文】 遗精白浊①，微涩而弱，火盛阴虚，芤濡洪数。三消②之脉，浮大者生，细小微涩，形脱③可惊。

【提要】 讲遗精、白浊、三消的脉象及预后。

【注释】
①遗精白浊：遗精，病证名。见《丹溪心法·梦遗》。亦称"失精"、"遗泄"。指成年男子不在性交时，精液自行泄出，总称遗精。有梦遗与滑精之分。或因淫思邪念致心火亢盛，引动相火妄动，心肾不交引起；或因肾元虚损，精关不固引起；或由下焦湿热引起；或由痰湿下注引起；或由病后体虚引起。梦遗多属实证或虚实夹杂之证，而滑精只属虚证。白浊：病证名，见《诸病源候论·虚劳小便白浊候》。指小便色白混浊，属尿浊；或指尿道口常滴出白色浊物。小便涩痛明显，但尿不混浊，此属精浊。

②三消：上消、中消、下消的合称。病证名，见《丹溪心法·消渴》。消渴，出《素问·奇病论》。指以多饮、多食易饥、多尿、逐渐消瘦为主要特征的一类疾病。可能包括今之"糖尿病"、"甲亢"等病。总属火热证，但有实火、虚火之分。张从正说："三消当从火断。"（《儒门事亲》）

③形脱：指形体消瘦。

【语译】
遗精白浊之病，脉应微涩而弱。若是火盛伤阴，阴液亏虚，则脉必芤软洪数。

三消病变，脉象浮大，为脉证相应，尚可救治。若脉见细小微涩，形体消瘦，则为病重之象。

（二十）二便不畅的脉象

【原文】 小便淋闷①，鼻头色黄②，涩小无血，数大何妨。大便燥结，须分气血，阳数而实，阴迟而涩。

【提要】 言从脉象测知二便不畅的性质。

【注释】

①淋闷（mì，密）：病证名，出《金匮要略·五脏风寒积聚病脉证并治》："热在下焦者，则尿血，亦令淋闷不通。"《素问·天元正纪大论》称"淋闷"。淋，小便涩痛，淋沥不爽。清·《顾松园医镜》："淋者，欲尿而不能出，胀急痛甚，不欲尿而点滴淋沥。"闷，通"秘"。闭塞不通。指小便秘涩难通。

淋闷，亦称淋闭，与"癃闭"近义。

②鼻头色黄：鼻头，亦称准头，按《灵枢·五色》鼻头属脾。黄色主脾虚，主湿盛。脾主运化水液，今脾虚水液失于运化，而湿浊内生既碍脾运又阻气机，均可使小便不利。故"鼻头色黄"亦可提示"小便淋闷"之症。

【语译】

淋闷的病证，鼻头颜色发黄。脉来涩小，为精血大伤。脉来数大，为脉证相应，妨碍不大。

大便干燥秘结，要辨别属气属血，在气属阳，脉微而实；在血属阴，脉迟而涩。

（二十一）癫狂痫的脉象及预后

【原文】 癫乃重阴①；狂乃重阳②，浮洪吉兆。沉急凶殃。痫③脉宜虚，实急者恶，浮阳沉阴，滑痰数热。

【提要】 言癫与狂的阴阳属性不同，测其预后吉凶的脉象，以及痫病脉象的宜忌。

【注释】

①癫乃重（chóng，虫）阴：癫，病名，出《灵枢·癫狂》。属现代精神病的一种类型。多由痰气郁结所致。症见精神郁抑，表情淡漠，或喃喃独语或哭笑无常，或幻想幻觉，或不思饮食，不知秽洁，舌苔白腻，脉弦滑等，属阴盛之证。《难经·二十难》说："重阴者癫。""重阴"，两种属阴的事物重合到同一事物上之谓。

②狂乃重阳：狂，病名，出《灵枢·癫狂》。亦属现代精神病的一个类型。多由情志郁结，气郁化火或火热之邪入内，以致火热与痰浊瘀血相合扰心乱神所致。症见少卧不饥，狂妄自大，或喜笑不休，或怒骂叫号，不避亲疏，或殴人毁物，力大倍常，越垣上屋，舌红苔黄腻，脉弦滑数大有力等，属阳盛之证。《难经·二十难》说："重阳者狂。""重阳"，两种属阳的事物重合到同一事物上之谓。

③痫（xián，贤）：病名，出《素问·大奇论》："肝脉小急，痫瘛筋挛。"是一种发作性神志异常的病。《备急千金要方》称癫痫，延用至今，俗称"羊痫风"。多因惊恐，或情志不遂，饮食不节，劳累过度，伤及肝脾肾三经，使风痰随气上逆扰心乱神所致。症见暂短失神，面色泛白，双目凝视，但迅速即可恢复常态；或见突然昏倒，口吐涎沫，两目上视，牙关紧闭，四肢抽搐，或口中发出类似猪羊叫声等。患者醒后，除觉疲劳外，一如常人，但不时发作。

【语译】

癫病为阴邪太盛所致，狂病为阳邪盛极引起。脉象浮洪为脉证相应，是病顺的表现。脉象沉急为脉证不合，是病逆的表现。痫病患者脉象宜虚，若见实脉则为凶象。脉浮为阳证，脉沉为阴证，脉滑为痰证，脉数为热证。

【参考】

癫、狂、痫的异同：在临床表现方面，三者均有精神失常之症，此其所同。癫与狂均有语言、行为举止和意识失常三个方面的表现，而狂的表现属于亢奋性；癫的表现属抑郁性；痫则主要为阵发性意识障碍，卒然昏倒，不知人事。

在发病状态方面，癫与狂均是持续性的神志失常，非短时可复常，而痫则是突发性，短时可复常，然可不时复作。在证候性质方面，狂属阳热实证，多兼痰瘀；癫属阴证，或虚或实或虚实夹杂之证均可见之，多为痰湿蒙蔽心神，肝气郁抑之证；痫，新病多实，久病渐虚，无论虚实，痰湿气郁互结，随风上扰，均可见之。在病因方面，癫、狂、痫都有痰浊作祟。狂，痰多与火结；癫，痰多与寒结，痫则多痰湿互结。所以祛痰是三病共同的治法。

（二十二）喉痹脉象及预后

【原文】 喉痹①之脉，数热迟寒，缠喉走马②，微伏则难。

【提要】 此言从脉之迟数，以辨喉痹之寒热，若病情迅速发展，又见微脉或伏脉，则预后不良，而难治愈。

【注释】

①喉痹：病名，出《素问·阴阳别论》："一阴一阳结，谓之喉痹。"一作"喉闭"。各种咽喉肿痛病证，统称喉痹。

②缠喉走马：缠喉，即"缠喉风"，病名，见《圣济总录》一百二十二卷。多因脏腑积热，邪毒内侵、风痰上扰所致。症见喉关内外红肿疼痛，红丝缠绕，若漫肿深延到会厌，则呼吸困难，痰鸣气促，胸膈气紧，牙关拘急。"走马"，指发病急速，势如走马。"缠喉走马"，与清·易方《喉科种福》所说"走马喉风"类同。"走"，即跑，逃跑。《孟子·梁惠王上》："弃甲曳兵而走。"现代的"走"，古代称"行"；现代的"跑"，古代称"走"。"走马"，即跑马，言其迅疾。

【语译】

喉痹的脉象，数为有热，迟为有寒。缠喉风、走马喉痹，均为喉痹重证，若脉来微伏，则为难治之病。

（二十三）眩晕头痛的脉象

【原文】 诸风眩运①，有火有痰，左涩死血，右大虚看。头痛多弦，浮风紧寒，热洪湿细，缓滑厥痰，气虚弦软，血虚微涩，肾厥②弦坚，真痛③短涩。

【提要】 此论眩晕、头痛的常见类型，以脉辨之。

【注释】

①诸风眩运：风，既是病因概念，如风邪，又是证候归类概念，如风证。临床上凡见到类似于自然之风"善行数变"特点的主观的"动"症（即患者自觉症状），如痛痒走窜无定处，眩晕等，客观"动"症（医者诊察到的体征），如抽搐、震颤等，统归属"风证"。"眩运"即是风证。眩晕，症状名。指眼睛视物旋转，动摇不定；晕，指头昏不爽，如乘舟车之感，而站立不稳。眩与晕虽然有别，但亦常相互影响，互为因果，故并称。古有"无痰不作眩"、"无风不作眩"、"无虚不作眩"之说，本文所论，与此义同。

②厥：病证名。出《素问·厥论》等篇。其具体所指，要者有三：一是泛指突然昏倒，不省人事，但大多能逐渐苏醒的一类病证。历代文献中有尸厥、薄厥、煎厥、痰厥、食厥、血厥、气厥等名称。二指四肢寒冷。《伤寒论·厥阴病脉证并治》："厥者，手足逆冷是也。"有寒厥、热厥、蛔厥之分。三指"癃"（小便不利，点滴而出）之重证，出《素问·奇病论》："有癃者，一日数十溲……病名曰厥。"肾厥，肾气厥逆，当指"癃之重证"。盖肾主水，司开合，与小便的生成排泄密切相关。

③真痛：即"真头痛。"出《灵枢·厥病》："真头痛，头痛甚，脑尽痛，手足寒至节，死不治。"

【语译】

诸种内风眩晕，病因有火有痰。左脉见涩，多为瘀血，右脉见大，多为虚损。

头痛之脉，多见弦象。浮脉为风，紧脉为寒。有热则脉洪，湿阻则脉细，暑伤则脉缓，痰停则脉滑。气虚则脉弦而软，血亏则脉微而涩。肾气厥逆，脉来弦坚；真头痛发作，则脉来短涩。

（二十四）心腹痛、腰痛、脚气等脉象及预后

【原文】 心腹之痛，其类有九①，细迟从吉，浮大延久。疝气弦急，积聚在里，牢急者生，弱急者死。腰痛之脉，多沉而弦，兼浮者风，兼紧者寒，弦滑痰饮，濡细肾着②，大乃肾③虚，沉实闪肭④。脚气有四，迟寒数热，浮滑者风，濡细者湿。

【提要】 讲九种心腹痛的脉象及预后，腰痛，多由外感风寒湿或肾虚、外伤所致。以脉象测脚气成因，主要由寒、热、风、湿邪所致。

【注释】

①心腹之痛，其类有九：心，古医籍中亦多指，胃之上脘部，如"心口痛"、"心下痞"、"心下痛"、"当心痛"等。如清·高学山说："心痛者，谓当心而痛，非心脏之中自痛也"（《高注金匮要略·胸痹心痛短气脉证治第九》）。"九种心痛"说，本源于《金匮要略》第九篇，为后人概括提出。由于医家分类不同，"九种心痛"具体所指亦不一致。现仅举清·程钟龄《医学心悟》所载九种心痛：气心痛；血心痛；热心痛；寒心痛；饮心痛；食心痛；虚心痛；虫心痛；疰心痛。谨供读者参考。

②肾着：病名。出《金匮要略·五脏风寒积聚病脉证并治》。多由肾虚寒湿内著所致。症见腰部冷痛，重着，转侧不利，虽静卧亦不减，逢阴雨天则症状加重，治用"肾着汤"（即甘草、干姜、茯苓、白术）。

③臂，疑"肾"之误。待详考，权以此为注。

④肭（nà，纳）：含紧缩不舒意。闪肭，解为由于动作伸缩俯仰不当而伤及腰部，似可合文意。待详考，权以此解为注。

【语译】

心腹疼痛，共有九种。脉来细迟的，可望速愈。脉来浮大的，将迁延难愈。

疝气之脉，弦急有力，为积聚在内所致。脉见牢急者，尚有生机。脉见弱急者，则为难医。

腰痛的脉象，多见沉弦。若兼浮者，为有风邪。兼紧者，为有寒邪。脉弦滑者，为有痰饮。脉象软细者，是为肾着。脉大为肾虚，沉实为闪挫外伤性腰痛。

脚气病变，分为四种。迟脉为寒，数脉为热。浮而滑者为有风邪，软而细者为有湿阻。

【参考】

"臂"的音意：臂（kuì，溃），突然伤腰致痛，谓臂腰，见《诸病源候论》。本为闪挫腰痛之意。核本节原文"大乃臂虚，沉实闪肭"含肾虚腰痛和闪挫腰痛虚实两层意思。"臂"，若按外伤腰部解，则与下文"闪肭"义重，亦应属实性腰痛，此与"臀虚"不同。故疑"臀"为肾之误。"肾"繁体作"腎"，与"臀"形似，传写过程中容易致误。

（二十五）痿、痹的成因及脉象

【原文】 痿病肺虚[①]，脉多微缓，或涩或紧，或细或濡。风寒湿气，合而为痹[②]，浮涩而紧，三脉乃备。

【提要】 此以痿缘肺虚而成；痹由感受风寒湿邪气而生为要点，兼及各自脉象。

【注释】

①痿病肺虚：《素问·痿论》有"肺热叶焦……则生痿躄"之说，即是其所本。"肺朝百脉"，主宣发肃降布散气血津液于全身，若肺有热，邪热耗气伤津，而致肺虚，则津液无从布达，气血不得畅输，于是五脏、五体失于温润滋养，则"痿"病由生。此即"痿病肺虚"之义。痿，同萎。指四肢枯萎，不能运动。清·张志聪："痿者，四肢无力痿弱，举动不能，若萎弃不用之状。"

②痹（bì，必）：《素问·痹论》"风、寒、湿三气杂至，合而为痹"之论，便是本义之源。痹，病名。据《素问·痹论》，当指由于外感风寒湿邪，内由营卫不调，而致气血运行不畅，经络失通，并由此引起以疼痛不仁等七种症状为主要临床表现的一类疾病。

【语译】

痿证的形成，主由肺虚所致，脉象多见微缓。或兼见有涩、紧、细、软。

风寒湿三邪侵犯人体，留而不去，就会引起痹证。痹证的脉象，为浮、涩、紧三脉并见。

【参考】

痹并不等同关节炎：当今医界存有一种比较通行的看法，就是一提起中医学的"痹"，便与现代医学的"关节炎"等同起来。这种看法，在杂志上刊登的有关学术论文中可见之；在有关中西医著作中亦可见之；在有关课堂教学中，亦有讲者。其实，这种看法很不全面。因为"痹"所包括的疾病范围极广，关节炎仅是其中之一。只要认真地阅读《素问·痹论》原文所论的"皮痹、脉痹、筋痹、肉痹、骨痹"等习称"五体痹"，以及"心痹"、"肺痹"、"肠痹"、"胞痹"等习称"五脏痹"、"六腑痹"就清楚了。从临床实践所见，"痹"包括了形体、脏腑在内的全身性多系统的许多疾病。如原文所论的"行痹"、"痛痹"、"著痹"除包括了骨骼运动系统的关节炎病外，还包括属神经系统疾病的"多发性神经炎"；属胶原系统疾病之"硬皮病"等。又如"心痹"亦不专指今之"冠心病"，尚包括"风心病"、"肺心病"等在内。因此，凡使用中西医学的名词、术语等，不能简单地生搬硬套，对号入座，而应认真研究，全面理解，方能正确运用，而不致以偏概全。

（二十六）五疸的脉象及预后

【原文】 五疸[①]实热，脉必洪数，涩微属虚，切忌发渴。脉得诸沉，责其有水，浮气与风，沉石或里，沉数为阳，沉迟为阴，浮大出厄，虚小可惊。

【提要】 此言五疸可由实热、水湿、气郁、风邪或正虚所致，其脉象各异并论述其预后。

【注释】
①五疸：病证名。出《金匮要略·黄疸病脉证并治》。指黄疸、谷疸、酒疸、女劳疸、黑疸。后人合称"五疸"。

【语译】
疸病有五，为实热所致，所以脉象必见洪数。若兼涩微，则为虚热，若又见口渴，则为热盛液亏之象，病变恶化，最忌出现。
水湿致疸，脉见沉象。得浮则为风邪或气郁致疸，得沉则为水湿在里，沉而数者为阳黄，沉而迟者为阴黄。脉象浮大，为向愈征兆。脉象虚小，为病重表现。

（二十七）胀满的脉象及预后

【原文】 胀满脉弦，土制于木，湿热数洪，阴寒迟弱，浮为虚满，紧则中实，浮大可治，虚小危极。五脏为积^①，六腑为聚^②，实强者生，沉细者死。中恶^③腹胀，紧细者生，脉若浮大，邪气已深。

【提要】 胀满可由肝郁、湿热、积聚等因引起，其脉象各异，预后不一。

【注释】
①五脏为积：积的形成多与五脏相关。《张氏医通》："积者，五脏之所生。"积，病症名，出《灵枢·百病始生》："积之始生。"指腹腔结块，或胀或痛的病症。一般以积块明显，痛胀较甚，固定不移者为积。积与癥类同。《难经》据积的病机、部位、形态等，用五脏来区分，提出心积、肺积、肝积、脾积、肾积，合称"五积"。
②六腑为聚：聚的形成多与六腑相关。《张氏医通》："聚者，六腑之所成。"聚，亦病症名。出《灵枢·厥病》："中有盛聚。"亦指腹腔结块。一般以包块隐现，攻痛作胀，痛无定处者为聚。聚与瘕类同。
③中恶：病名，出《肘后方·救卒中恶方》。原本指中邪恶鬼祟致病。此指由秽浊恶毒不正之气所中为病。

【语译】
胀满的病变，脉见弦象，为脾受肝乘所致。若由湿热所致，则脉象洪数。若由阴寒引起，则脉象迟弱。脉浮为虚胀，脉紧为实胀。胀满脉见浮大者为可治之脉，脉见虚小者则为病危之脉。
积病在五脏，聚病属六腑。脉见实强者，病情较轻；脉见沉细者，病变极重。
中恶出现腹胀，脉象紧而细者，病轻尚有生机。脉象若见浮大，则说明邪气入里已深。

（二十八）痈疽的脉象及预后

【原文】 痈疽①浮数，恶寒发热，若有痛处，痈疽所发。脉数发热，而痛者阳。不数不热，不疼阴疮。未溃痈疽，不怕洪大，已溃痈疽，洪大可怕。肺痈已成，寸数而实。肺痿之形，数而无力。肺痈色白，脉宜短涩，不宜浮大，唾糊呕血。肠痈实热，滑数可知，数而不热，关脉芤虚，微涩而紧，未脓当下，紧数脓成，切不可下。

【提要】 此言痈疽的性质、表现，其脉象宜与不宜及治疗要点。

【注释】

①痈疽（jū，举）：病名，出《灵枢·痈疽》，此泛指一切疮疡。另痈与疽分言又有区别。疮面深而恶者为疽；疮面浅而大者为痈。自《灵枢·痈疽》以来，由于分类角度不同，又有多种名目的痈与疽。

【语译】

肺痈病变发生后，寸脉数而实。肺痿的脉象，数而无力。肺痈患者，面色发白，脉象宜见短涩，不宜出现浮大。若见浮大之脉，还会出现咳唾浊痰、脓血。

肠痈为实热病变，脉象应见滑数。若数而无力，则非实热，关脉芤而虚。若脉象微涩而紧，则是尚未成脓，应当用下法治疗。脉见紧数，则是已经成脓，切不可用下法治疗。

（二十九）妇人妊产的脉象及预后

【原文】 妇人之脉，以血为本。血旺易胎，气旺难孕。少阴动甚，谓之有子，尺脉滑利，妊娠可喜，滑疾不散，胎必三月，但疾不散，五月可别，左疾为男，右疾为女，女腹如箕①，男腹如釜②。欲产之脉，其至离经，水③下乃产，未下勿惊。新产之脉，缓滑为吉，实大弦牢，有证则逆。

【提要】 此段主要叙述妇人的生理特点，测知胎儿性别的脉象，以及临产或产后的脉象顺逆。

【注释】

①箕（jī，机）：簸箕。

②釜（fǔ，府）：古代的锅。

③水：指孕妇胞宫内的羊水。

【语译】

女性的生理活动以血为本，血气旺盛则易于受胎，阳气过旺却难以受孕。少阴之脉搏动数急，往来流利，为有孕之脉。尺脉滑利，则为妊娠之象。滑数而兼散象，则受孕已达三月。只有疾脉而不散，则怀胎已五月有余。左脉疾数者胎儿为男，右脉疾数者胎儿为女。腹部胀大如箕的，预示胎儿可能为女，腹部膨隆如釜者，预示胎儿可能为男。临产之脉，其至数与常人之脉有别。羊水得下即可生产，羊水未下也不必惊慌。生产之后，脉以缓滑为吉。若见实大弦牢，并伴有不适感的，则为逆证。

【参考】

凭脉测孕尤应注重"四诊合参"：脉诊对于确定妇人是否怀孕，抑或怀男怀女，肯定有一定参考价值，但绝非脉诊所能独断。

现今初孕或停经疑孕者，大多都要请中医摸摸脉以确认。大多对某些中医大夫切脉断孕或怀男怀女之术深信不疑。有鉴于此，再温习李时珍《濒湖脉学》序中所说一段话，十分必要。序文说："世之医、病两家，咸以脉为首务，不知脉乃四诊之末，谓之巧者尔。上士欲会其全，非四诊不可！"

医者当诊得滑脉等提示怀孕之脉时，还当问明月经既往是否正常，本次停经时间多久，结婚与否，若已婚与丈夫是分居两地工作，近期饮食喜恶有何变化，有无恶心呕吐等情况，综合判断，提出个是否怀孕或怀男孕女的初步参考诊断意见，并要建议求诊者，作进一步科学检验，以确诊。不可专凭"少阴动甚，谓之有子；尺脉滑利，妊娠可喜"、"左脉滑大为男"、"右脉滑大为女"等论述，而断言之。

（三十）诊 小 儿 脉

【原文】 小儿之脉，七至为平，更察色证①，与虎口纹②。

【提要】 此处讲小儿正常脉象偏数，"七至为平"。并强调对小儿要重视望色和指纹。

【注释】
①更察色证：诊小儿病尤要重视望色，亦称色诊。色诊主要观察面部色泽变化。
②虎口纹："纹"，原作"文"。今为明了，径改"文"为"纹"。指小儿食指外侧脉络（即细小的血管）隐现在虎口处。亦称望指纹。今称望小儿食指脉络。

【语译】
小儿的脉象，一息七至为正常。临证之际，更应注意观察面部色泽、指纹的变化。

【参考】
1. "察色证"的要点 主要观察面部的颜色与光泽。光泽主要反映脏腑精气的盛衰，对判断病情轻重和预后有重要的参考价值。
诊面部颜色首当知道"常色"的特点是明润、含蓄。知常而达变。还要知道"五色主病"的要点。白色主虚、主寒、脱血，夺气；黄色主脾虚、主湿；赤色主热，虚热与实热均可见赤色，尤当细辨；青色主寒、痛、血瘀、气滞与惊风；黑色主肾虚、寒证、水饮与瘀血。此仅提示色诊要点，非色诊全部内容。欲知其详，请参阅《中医诊断学》教科书或其他望诊专著。
2. 察"虎口纹"的要点 望小儿指纹是观察小儿食指掌侧前缘浅表脉络（小血管）的形色，位置变化来诊察病情的方法。主要适用3岁半以下的小儿。
本法源于《灵枢·经脉》诊鱼际络脉法，始见于唐·王超《水镜图诀》。
小儿食指按指节分为三关：食指第一节（掌横纹至第二节横纹间）为

"风关"；中间一节为"气关"；食指端一节为"命关"。正常指纹隐现于"风关"之内，若纹逐渐向"气关"、"命关"发展，则提示病情逐渐加重，故有"三关测轻重"之说。指纹浮显，提示病邪在表；指纹沉隐，提示病邪在里，故有"浮沉分表里"之说。指纹色鲜红，提示外感风寒；纹色紫红，则示里热。固有"红紫辨寒热"之说。纹色浅淡色白，多提示脾虚，气血不足之证，而纹色深暗滞者，多提示实证，又有"淡滞定虚实"之说。

上言亦其概要，仅供参考。

（三十一）奇经八脉病变的脉诊

【原文】 奇经八脉[①]，其诊又别。直上直下，浮则为督，牢则为冲，紧则任脉。寸左右弹，阳跷可决；尺左右弹，阴跷可别；关左右弹，带脉当诀。尺外斜上，至寸阴维[②]，尺内斜上，至寸阳维[③]。

督脉为病，脊强癫痫[④]。任脉为病，七疝[⑤]瘕坚。冲脉为病，逆气里急。带主带下，脐痛精失。阳维寒热，目眩僵仆[⑥]。阴维心痛，胸胁刺筑[⑦]。阳跷为病，阳缓阴急；阴跷为病，阴缓阳急[⑧]。癫痫瘛疭[⑨]，寒热恍惚[⑩]。八脉脉证，各有所属。

【提要】 此段讲奇经八脉的脉象和主病。

【注释】

①奇经八脉：指经脉系统中有异于十二正经的八条经脉，有督脉、任脉、冲脉、带脉、阴跷脉、阳跷脉、阴维脉、阳维脉。

②尺外斜上，至寸阴维：阴维脉病变，其脉从尺部外侧（大指侧）斜上至寸部诊候。

③尺内斜上，至寸阳维：阳维脉病变，其脉从尺部内侧（小指侧）斜上至寸部诊候。

④脊强癫痫：脊强，脊柱强直。癫痫，病名。可分为癫病和痫病。癫为精神失常，表现为精神错乱，举止失常。痫为大脑功能失常的病变，发作时可见突然昏倒，四肢抽搐，口吐涎沫。民间将此病证称为"羊角风"。督脉循脊上行入脑，故督脉有病，可见脊柱和脑部异常。

⑤七疝：七疝，七种疝病。疝病历代说法不一，《素问·骨空论》载七疝为：冲

疝、狐疝、癫疝、厥疝、瘕疝、㿗疝，癃疝。《诸病源候论》有石、血、阴、妒、气疝，五疝。《儒门事亲》有寒、水、筋、血、气、狐、癫，七疝。《素问注证发微》为狐、癫、心、肝、脾、肺、肾，七疝。由于疝发病多与肝经有关，故有诸疝皆属于肝之说。其临床表现一般以体腔内容物向外突出引发疼痛等病症居多。

⑥目眩僵仆：头晕眼花，突然昏倒，身体僵直。

⑦胸胁刺筑：胸胁刺痛，心中悸动不安。

⑧阳跷为病，阳缓阴急；阴跷为病，阴缓阳急：肢体内侧为阴，外侧为阳。缓为经脉弛缓，急为经脉拘急。考《难经·二十九难》："阳跷为病，阴缓而阳急；阴跷为病，阳缓而阴急。"与此说不同，录此备参。

⑨瘈疭（chī zòng）：指肢体抽搐。

⑩恍惚：指神思不定，慌乱无主。

【语译】

奇经八脉的诊法又有不同。其脉直上直下，若浮为督脉病变；牢为冲脉病变；紧为任脉病变。寸部脉左右弹动为阳跷脉病变；尺部脉左右弹动为阴跷脉病变；关部脉左右弹动为带脉病变。尺部脉向外侧斜上至寸为阴维脉病变；尺部脉向内侧斜上至寸部为阳维脉病变。

督脉为病，见颈项脊背强直，或见癫证和痫证。任脉为病，见各种疝证或体内积块。冲脉为病，见气逆上冲，心腹急痛。带脉为病，主女子带下，男子遗精。阳维脉为病，见恶寒发热，眩晕昏厥。阴维脉为病，见心胸两胁刺痛。阴阳跷脉为病，既可见经脉拘挛，又可见经脉弛缓。至于癫痫、肢体抽搐、恶寒发热、精神恍惚，均分属奇经八脉病变。

【参考】

奇经八脉的脉象和主病，其理论比较独特，有些在现代临床中也较少应用。具体临证时不可拘泥于个别字句，而应四诊合参，正确辨治。

（三十二）平 人 无 脉

【原文】 平人无脉，移于外络，兄位弟乘，阳溪列缺①。

【注释】

①阳溪列缺：经穴名。阳溪穴属手阳明大肠经；列缺穴属手太阴肺经。

【语译】

正常人在寸口部触及不到脉搏，可能脉位移于外侧，如出现在阳溪、列缺等部，称为"反关脉"或"斜飞脉"。

（三十三）真脏脉的脉象及意义

【原文】 病脉既明，吉凶当别。经脉之外，又有真脉①。肝绝之脉，循刀责责②。心绝之脉，转豆躁疾③。脾则雀啄④，如屋之漏⑤，如水之流，如杯之覆⑥。肺绝如毛，无根萧索⑦，麻子动摇，浮波之合⑧。肾脉将绝，至如省客⑨，来如弹石，去如解索⑩。命脉将绝，虾游鱼翔⑪，至如涌泉，绝在膀胱⑫。真脉既形，胃已无气⑬，参察色证，断之以臆。

【提要】 此段讲真脏脉的脉象及其诊断意义。

【注释】

①真脉：即真脏脉。"真脏脉"，出《素问·玉机真脏论》："诸真脏脉见者，皆死不治也。"又称"怪脉"、"死脉"、"败脉"、"绝脉"，为五脏真气败露的脉象，可见于疾病的危重阶段。

②肝绝之脉，循刀责责：肝的真脏脉，犹如触摸在刀刃之上，坚细而无柔和之象。

③转豆躁疾：心的真脏脉，触之如豆旋转，躁急而无从容和缓之象。

④脾则雀啄：脉在筋肉间，连连数急，如雀啄食之状，此为脾的真脏脉，预示脾胃之气将绝。

⑤如屋之漏：即"屋漏脉"。即脉来如屋漏残滴，时断时续、节律不匀。

⑥如水之流，如杯之覆：指脾的真脏脉如水流不返，杯覆不收，脉气不得接续。

⑦肺绝如毛，无根萧索：肺的真脏脉，其脉象如漂浮的羽毛一样，触之无根，

无有生气。

⑧麻子动摇，浮波之合：肺的真脏脉，如麻子仁转动，短小而不柔和，又如水波叠合，至数模糊不清。

⑨肾脉将绝，至如省客：肾的真脏脉，有如不速之客，来去无常，至数不均。

⑩来如弹石，去如解索：即"弹石脉"和"解索脉"。弹石脉指脉来如弹石，坚劲而乏柔和。解索脉指脉象去时如解开的绳索，散乱而无根。

⑪命脉将绝，虾游鱼翔：即指"虾游脉"和"鱼翔脉"。虾游脉指脉在皮肤如虾游水，时隐时现，难以辨识。鱼翔脉指脉来如鱼游水中，头定而尾摇，似有似无，无有定迹。命门的真脏脉可见"鱼翔脉"和"虾游脉"。

⑫至如涌泉，绝在膀胱：膀胱的真脏脉，脉来如涌出的泉水，有去无来，浮散无根。

⑬真脉既形，胃已无气：真脏脉即为无胃气脉，即不像常人之脉之节律均匀，从容和缓。

【语译】

病脉的脉象和主病都已明晓，预后吉凶应当可以区分。而常脉之外，还有真脏脉应予区分。肝的真脏脉，脉来如循刀刃，坚硬而乏柔和；心的真脏脉触之如豆旋转，躁急而少从容；脾的真脏脉如鸟雀啄食，连连数急，又如屋漏残滴，时断时续。又如水流不返，杯覆不收，脉气不继；肺的真脏脉，如触之鸟毛，漂浮无根，缺少生气；肾的真脏脉，如不速之客，来去无常，来如弹石，坚劲而乏柔和，去如解索，散乱而无根基；命门的真脏脉，如虾之游在波，时隐时现，如鱼之翔在水，似有似无；膀胱的真脏脉，如涌出的泉水，有去无来，浮散无根。真脏脉预示胃气已无，是为危重之证，但也应四诊合参，结合其他见症，综合分析判断。

【参考】

真脏脉的临床意义：真脏脉一般提示脏腑之气衰竭，胃气败绝的危重证候。有的医家认为真脏脉见，病情危殆，不可救治。但从临床实践来看，有少数心脏功能紊乱者，也可暂时出现所谓的"真脏脉"，并不预示病情危重。

现代医学认为，疾病的危重阶段，可见"真脏脉"。而真脏脉大多见于器质性心脏病导致的心律紊乱。此外，无器质性病变而心脏功能性失调者，有时亦可出现"真脏脉"，当与胃气衰败，病情危重的"真脏脉"有别。

真脏脉的基本特征是节律不齐、无胃气、无神、无根之脉，所以从总体上说，凡久病或重病之人出现真脏脉，还是提示病情危重，预后较差，甚或生命垂危，应积极救治。

（刘文龙）